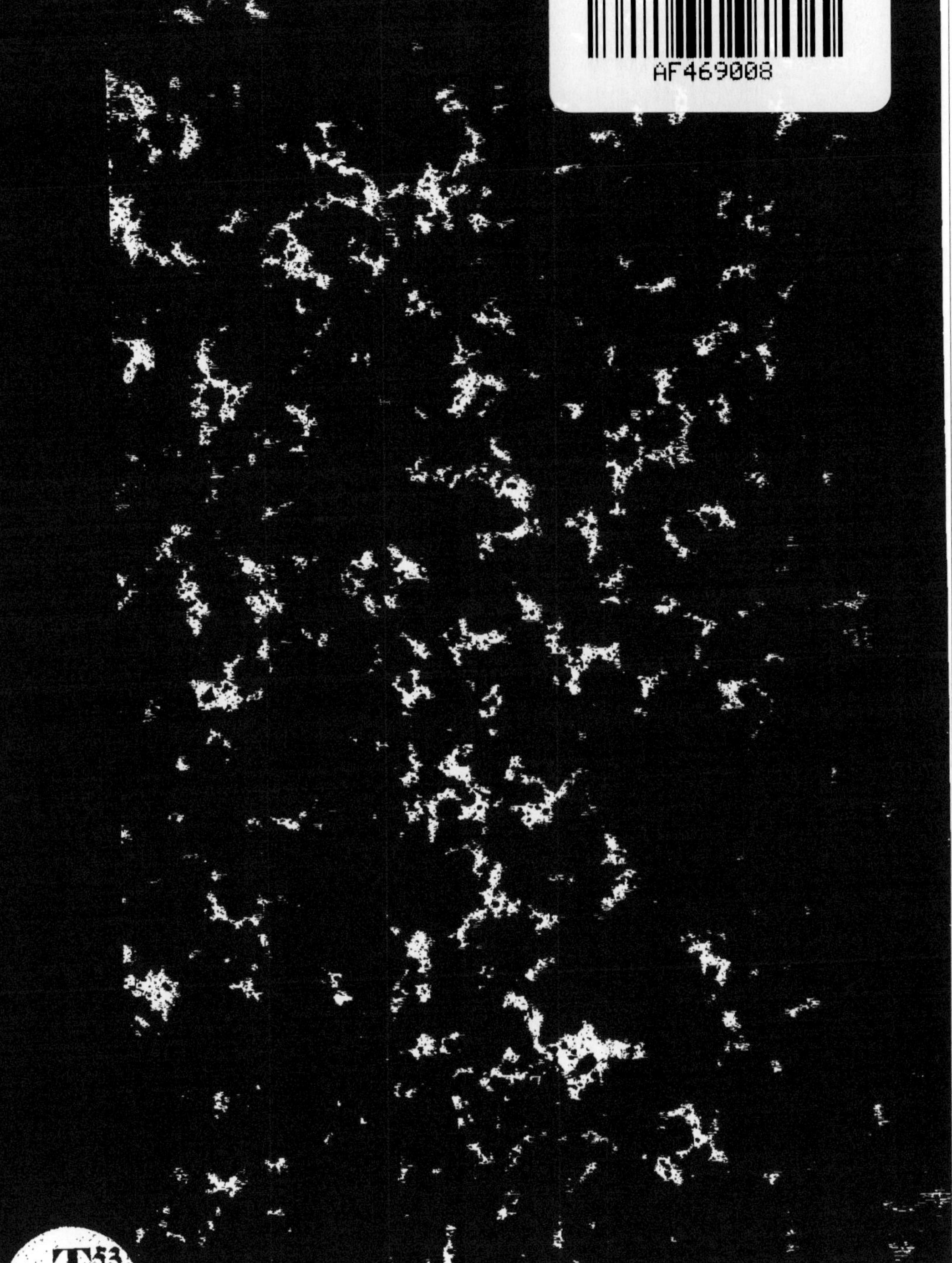

ANATOMIE ET PHYSIOLOGIE

DE LA VESSIE

AU POINT DE VUE CHIRURGICAL

PAR

LE DOCTEUR A. MERCIER

(DE NEUCHATEL)

PARIS

J.-B. BAILLIÈRE
19, RUE HAUTEFEUILLE.

J. SANDOZ
NEUFCHATEL (SUISSE).

1872

A TOUS CEUX QUI ME SONT CHERS

A NÉLATON

A MON AMI CHARLES SENS

LICENCIÉ EN DROIT

CHEVALIER DE LA LÉGION D'HONNEUR.

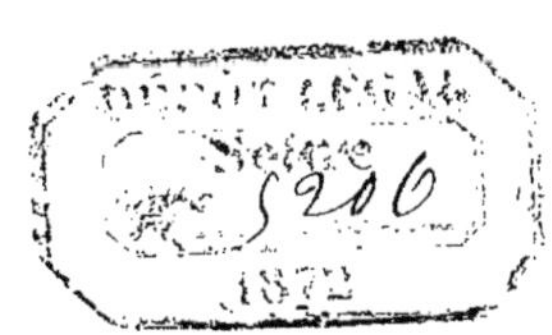

A L'UNIVERSITÉ DE BERNE

INTRODUCTION

Les progrès de la chirurgie sont intimement unis aux connaissances anatomiques. L'étude détaillée d'un organe, non seulement facilite au plus haut point l'intelligence des altérations qu'il présente, des procédés auxquels on a recours pour y remédier, mais encore nous voyons souvent une découverte chirurgicale se rattacher directement à la connaissance d'une connexion.

Pour n'en citer qu'un exemple, ne sait-on pas que c'est à la laxité du tissu cellulaire situé entre la vessie et l'utérus que Jobert de Lamballe doit la découverte de son admirable procédé d'autoplastie par locomotion ? Nous pourrions multiplier les exemples.

Que sont les différents procédés de taille, sinon des applications plus ou moins ingénieuses des connaissances anatomiques permettant d'arriver à la vessie par la voie la plus courte et la moins dangereuse ?

Ce sont ces diverses considérations qui nous ont guidé dans le choix de notre travail.

Ce n'est pas assurément la première fois qu'aura été tentée une semblable entreprise : l'idée des traités d'anatomie chirurgicale vint à Blandin au commencement de ce siècle; plus tard, Velpeau, Malgaigne, Garvajaz, Richet, etc., la poursuivirent et mirent en lumière plusieurs applications fécondes; *mais leurs ouvrages, embrassant l'anatomie toute entière, ne peuvent être considérés que comme de simples manuels.*

Nous avons voulu étudier d'une manière complète l'anatomie chirurgicale d'un organe.

Notre choix s'est porté sur la vessie, et cela d'autant plus volontiers que l'étude de cette région nous offrait l'occasion de faire connaître un nouveau procédé d'autoplastie contre l'exstrophie de la vessie, et de chercher à élucider le point si obscur de l'absorption vésicale.

Sous ce titre d'*Anatomie chirurgicale*, nous sommes loin de croire, ainsi qu'on l'a fait jusqu'à nos jours, qu'il suffit d'indiquer rapidement quelques rapports importants, il nous semble, au contraire, que cette étude doit être aussi précise et détaillée que possible; car telle ou telle particularité aujourd'hui sans utilité pratique peut, d'un moment à l'autre, devenir d'une importance capitale.

Or, si en physiologie on peut souvent du phénomène fonctionnel remonter à la découverte de l'organe qui préside à son accomplissement, il n'en a jamais été ainsi en chirurgie, et c'est l'anatomie qui a servi de base aux progrès de la médecine opératoire.

ANATOMIE ET PHYSIOLOGIE

DE LA VESSIE

AU POINT DE VUE CHIRURGICAL

CHAPITRE I

ANATOMIE DE LA VESSIE

Définition. — La vessie est le réservoir de l'urine ; c'est dans sa cavité que le liquide dont la sécrétion est continue, s'accumule et séjourne, jusqu'à ce que la volonté intervienne pour en ordonner l'expulsion.

La vessie est la seule cavité du corps présentant d'une manière parfaite les conditions d'un réservoir, et ces conditions sont au nombre de trois :

1° Une poche susceptible de se distendre considérablement et représentant la cavité de réception ;

2° Deux tuyaux d'apport, qui par une heureuse disposition, tout en permettant l'arrivée incessante de l'urine dans le réservoir, s'opposent d'une façon absolue à son reflux vers les sources de la sécrétion ;

3° Un orifice de dégagement habituellement fermé, ne s'ouvrant que sous l'influence de la volonté, mais qui, dans certaines circonstances, joue le rôle d'une véritable soupape de sûreté, en livrant passage à l'urine, lorsque la vessie surdistendue menace de se rompre.

Situation et moyens de fixité. — La vessie, intermédiaire aux uretères et à l'urèthre, occupe la partie antérieure de l'excavation pelvienne. Elle est appliquée sur la face postérieure de la symphyse et du corps du pubis, auquel la rattachent des liens fibreux et musculaires dits : ligaments antérieurs de la vessie.

Dans la vie intra-utérine et même chez les jeunes enfants, la vessie dépasse le bord supérieur du pubis, mais, à mesure que le squelette se développe, il s'élève au-dessus de la vessie qui en est bientôt complètement recouverte. En arrière, elle répond au rectum chez l'homme, à l'utérus chez la femme ; de son sommet s'élève l'ouraque, de sa partie inférieure et antérieure se détache l'urèthre, entouré par la prostate chez l'homme, en rapport avec le vagin chez la femme.

La vessie est maintenue dans cette position, en haut, par l'ouraque, canal très important chez le fœtus, transformé chez l'adulte en un cordon fibreux. En avant, par des faisceaux fibreux et musculaires dits : *ligaments antérieurs de la vessie*. En bas, par l'urèthre et le prostate chez l'homme, par le vagin chez la femme. En arrière, par le péritoine. Sur les côtés, par le péritoine, les uretères, les cordons fibreux qui résultent des artères ombilicales oblitérées; enfin, et surtout par l'aponévrose pelvienne qui, après avoir tapissé toutes les parois de l'excavation pelvienne, se réfléchit sur le rectum et la vessie en confondant ses fibres avec celles de ces organes, et devient ainsi pour eux le plus puissant moyen de fixité.

Mais ces dernières parties de la vessie ne présentent pas toutes une fixité semblable : 1° sa face antérieure seule est immuable dans ses rapports avec le pubis; 2° la puissance de l'ouraque s'affaiblit avec l'âge, aussi le sommet de la vessie, constamment appliqué sur la paroi adbominale et parfaitement immobilisé chez les jeunes sujets, peut s'en détacher plus ou moins chez l'adulte, ce qui permet au péritoine de tapisser une certaine étendue de la face antérieure du réservoir urinaire; 3° on connaît la fixité de la prostate : elle est partagée par le corps de la vessie qu'embrasse cet organe, elle ne saurait donc se déplacer; chez la femme, au contraire, la souplesse des parois vaginales ne lui offre qu'un point d'appui infidèle.

Enfin, en arrière, les variations de volume de la vessie soumettent à une distension continuelle les adhérences celluleuses du péritoine aux parties voisines, rendant moins efficace le soutien de cette séreuse.

Tels sont les moyens de fixité de la vessie et sa situation lorsqu'elle est vide; or, cette situation se modifie beaucoup sous l'influence de la distension; refoulant alors les organes qui l'entourent, on voit la vessie s'élever dans la cavité abdominale, occuper toute la région hypogastrique et remonter parfois jusqu'à l'ombilic. — Ainsi, les moyens de fixité de la vessie sont disposés de façon à assurer la stabilité des rapports de cet organe, tout en permettant les variations de volume, liées à ses fonctions. Nous avons noté également l'inégalité de leurs forces, et dans certains cas elle devient la cause de développements pathologiques, dits cystocèles.

Nombre. — La vessie est toujours unique; nous croyons même que c'est là une règle sans exceptions. M. Chavat, en 1827, avait rencontré des vessies cloisonnées, qu'il considérait comme le résultat de la fusion incomplète de deux poches; mais ce sont là des faits fort douteux. Depuis, toutes les pièces présentées comme des exemples de vessies doubles, n'offraient qu'un simple diverticule de la cavité principale; elles étaient simplement constituées par une hernie de la membrane muqueuse à travers une éraillure de la tunique musculaire; elles manquaient de la plupart des caractères propres à la vessie : ainsi, il n'y avait point de tunique musculaire, pas d'orifices d'uretères et, au contraire, un orifice communiquant avec la cavité principale. Un fait curieux, quoique d'ailleurs très naturel, consiste dans la rétention d'urine propre à cette lésion, le diverticule privé de fibres musculaires ne peut diminuer sa cavité et, loin de pouvoir se vider par les contractions générales de l'organe, celles-ci tendent au contraire à chasser l'urine dans cette poche accessoire. Par contre, on connaît trois ou quatre faits bien observés, relatifs à l'absence complète de la vessie. Le plus remarquable est celui présenté à la Société anatomique par Eiton : les uretères venaient s'ouvrir isolément au-dessous de la verge, de chaque côté de la ligne médiane, par un petit orifice très distinct.

Le vice de conformation le plus commun consiste dans un arrêt de développement qui la prive de sa paroi antérieure; cette malformation désignée sous le nom d'exstrophie de la vessie, sera de notre part le sujet d'une étude spéciale.

Volume. — La vessie est, de tous les réservoirs de sécrétion, celui dont les dimensions sont à la fois les plus vastes et les plus variables. Sa capacité, en rapport avec l'abondance de la sécrétion urinaire, ne peut être fixée que d'une façon approximative ; chez le même individu, à quelques heures d'intervalle, elle présente des changements énormes. Est-elle vide? Appliquée contre la symphyse du pubis, ne dépassant pas le détroit supérieur, elle est presque cachée dans l'excavation pelvienne et forme à peine sur le plancher périnéal un léger relief, donnant la sensation d'un corps dur et globuleux. A mesure que l'urine s'accumule dans sa cavité, la vessie s'élève, refoule les organes voisins, se dirige vers l'angle sacro-vertébral, et, après avoir occupé presque la totalité de l'excavation pelvienne, elle s'élève dans la cavité abdominale et s'y fait une place. Ses dimensions moyennes sont alors 12 centimètres dans le sens vertical, 9-10 dans le sens transversal et 7-8 dans le sens antéro-postérieur. Dans des cas exceptionnels, elle atteint l'ombilic, parfois même le dépasse ; on l'a vue alors donner lieu à des erreurs de diagnostic d'autant plus difficiles à éviter que les malades continuaient à uriner sans que la tumeur formée par la vessie diminuât sensiblement. Le volume de la vessie varie :

1° Suivant les âges; chez le fœtus, son développement est assez hâtif; aussi, dans la première année, présente-t-elle des dimensions relativement supérieures à celles qu'elle aura plus tard;

2° Suivant les habitudes; elle est plus considérable chez les individus qui conservent leurs urines que chez ceux qui la rendent au premier besoin ;

3° Suivant le sexe; la vessie serait plus grande chez la femme que chez l'homme, car il lui est plus difficile de satisfaire à ses besoins; elle est plus esclave que l'homme des bienséances sociales; toutefois, Sappey n'a point vu que la capacité de la vessie prédominât dans ce sexe, au contraire ;

4° Enfin, les états pathologiques ont la plus grande influence sur ses dimensions; elles sont considérables chaque fois qu'il existe un obstacle à l'émission de l'urine; la vessie peut alors atteindre un degré de dilatation vraiment incroyable. C'est ainsi qu'on l'a vue assez vaste pour contenir 4, 6, 10 litres d'urine. Murray l'a vue occuper toute la cavité abdominale, refouler les intestins et le diaphragme, au point d'occasionner une grande gêne dans la respiration, et la compression des veines iliaques avait même été assez forte pour déterminer un œdème des membres inférieurs.

Au contraire, ses dimensions tendent à diminuer chaque fois qu'un irritant quelconque sollicite ses contractions et cela d'une façon incessante, comme cela a lieu dans les cas de calculs, fonguosités, cystite chronique; cancer. On l'a vue alors s'atrophier au point de renfermer à peine quelques cuillerées de liquide. Sa cavité peut être encore momentanément diminuée, ou, si l'on veut, gênée dans son développement par des tumeurs physiologiques ou pathologiques situées dans son voisinage, grossesse, tumeurs du bassin, et de la cavité abdominale.

La cavité moyenne de la vessie est de 500 grammes.

Direction. — Lorsque la vessie est vide, son grand axe est obliquement dirigé de bas en haut et d'avant en arrière, de telle sorte qu'en contact par son sommet avec la face postérieure à la symphyse, elle s'en trouve éloignée de 15 à 20 millimètres au niveau de son col. Son obliquité est donc plus grande que celle des parois du bassin; à mesure qu'elle se dilate, son inclinaison diminue, et bientôt son axe se confond avec celui du détroit supérieur. Dans l'état de moyenne distension, sa direction est représentée par une ligne étendue de la partie moyenne de la région hypogastrique au centre du périnée. Elle peut assez facilement se déplacer dans le sens latéral; et même, d'après Celse, la partie supérieure serait un peu inclinée à droite et la partie inférieure à gauche. Si le fait est exact, cette inclinaison est bien peu prononcée, car on peut affirmer que presque constamment le sommet de la cavité vésicale répond à la ligne médiane.

Forme. — Lorsque, la cavité abdominale étant ouverte, on examine sur le cadavre une vessie insufflée, elle se présente sous l'aspect d'un ovoïde à base inférieure, à sommet dirigé en haut. Si, au contraire, on insuffle la vessie en respectant l'abdomen, puis, si on congèle le sujet et qu'on pratique des coupes, on voit que la forme de la vessie est plus irrégulière, elle s'est laissée déprimer par les organes du voisinage. En est-il de même sur le vivant? cela n'est pas probable, car la tonicité des parois vésicales offre à la pression des organes du voisinage une résistance que l'on ne rencontre pas sur la vessie flasque du cadavre. Cependant l'ovoïde vésical est loin d'être toujours régulier; il n'est pas rare de lui voir former de chaque côté à sa base un diverticule se présentant sous l'aspect d'une saillie arrondie; il est dû à la faiblesse de la tunique musculaire en ce point.

CHAPITRE II

RAPPORTS DE LA VESSIE

§ 1. — RAPPORTS DE LA PAROI ANTÉRIEURE

La vessie étant un organe creux présente à étudier une surface interne et une surface externe.

Surface externe. — Elle est convexe, mais elle l'est d'une façon assez irrégulière. Presque nulle au niveau du trigone vésical, peu prononcée sur la face antérieure, cette convexité est surtout accusée en arrière et en haut. Tous les auteurs, à l'exception de Boyer, considèrent six régions à cette surface extérieure. Ces divisions sont artificielles, mais comme elles permettent de donner plus de précision au langage anatomique, nous les adoptons. Nous étudions, par conséquent : Une région antérieure, une postérieure, un sommet, une base et deux régions latérales.

Face antérieure. — La vessie étant vide. — Cette face est limitée inférieurement par les ligaments antérieurs de la vessie et la partie supérieure de l'orifice uréthral; en haut, par le point où l'ouraque se détache du sommet de la vessie; sur les côtés, elle se continue sans ligne de démarcation avec les régions latérales. Elle ne dépasse pas le détroit supérieur et répond à la symphyse du pubis et au corps de cet os, au muscle obturateur revêtu de son aponévrose, ses rapports s'effectuant par l'intermédiaire d'un tissu cellulaire fort lâche et extensible. De plus, sur cette face antérieure se dessinent des veines de gros calibre dont la disposition capricieuse, comme dans les autres parties du corps, affecte cependant une direction oblique en bas en dedans, et elles viennent se fusionner en un tronc qui traverse l'espace quadrilatère circonscrit par les ligaments antérieurs et vient se jeter dans la veine dorsale de la verge. — Nous insistons sur cette disposition des veines à la paroi antérieure de la vessie, car, sans la ponction sous-pubienne récemment proposée par Voillemier, il nous semble difficile de les respecter; en tous cas, le hasard seul peut les faire éviter.

La direction ce cette face antérieure est oblique en bas et en arrière, de telle sorte qu'appliquée sur la symphyse, au niveau de son sommet, elle en est distante de 15 à 20 millimètres au niveau du col. Enfin, de chaque côté se voient deux faisceaux tendineux de la longueur de 1 centimètre ½ environ, brillants et nacrés; assez volumineux, ils s'implantent sur les corps du pubis, de chaque côté de la symphyse, et décrivant une légère courbe à concavité interne, viennent se fixer au-dessus du col de la vessie. (Nous étudierons plus loin la façon dont il faut les envisager.) Ils se continuent en dehors, sans ligne de démarcation avec l'aponévrose pelvienne inférieure ; ils répondent à la face supérieure de la prostate et surtout à l'énorme lacis veineux qui entoure cette glande. L'espace quadrilatère qu'ils circonscrivent est occupé par une membrane fibreuse, mince, déprimée et traversée par les veines antérieures de la vessie.

Chez la femme, l'absence de la prostate fait que la vessie descend plus bas que chez l'homme; elle déborde la partie inférieure de la symphyse pubienne, de telle sorte que, chez elle, la ponction sous-pubienne serait plus facile.

La vessie étant distendue. — Quelles modifications dans les rapports! La vessie dépasse la symphyse et vient s'appliquer contre la ligne blanche; elle répond à la paroi postérieure des muscles droits, dépourvus à ce niveau de gaîne aponévrotique et revêtus seulement par le *fascia transversalis*; dans les cas extrêmes, elle peut occuper toute la région hypogastrique et s'élever jusqu'à l'ombilic. — Cette disposition a naturellement conduit à pratiquer la ponction hypogastrique, qui est certainement la plus rationnelle; mais les anciens chirurgiens étaient peut-être, relativement à son innocuité, dans une sécurité trop grande. (J.-L. Petit disait qu'elle n'était pas plus dangereuse qu'un coup d'épée dans l'eau.) Elle leur venait de cette croyance que jamais le péritoine ne descend au devant de la vessie; l'ouraque formait d'après eux une sorte de ligament solide qui, étendu de l'ombilic au sommet de la vessie, refoule graduellement la séreuse et ne se laisse jamais déprimer.

Est-ce la vérité ? Nous ne le croyons pas. Lorsqu'on insuffle la vessie par un uretère, une ligature ayant été préalablement posée sur l'urèthre, on remarque qu'à mesure que le viscère s'élève, son sommet abandonne la paroi abdominale, de telle sorte qu'immédiatement appliqué derrière la symphyse du pubis dans l'état de vacuité, il se trouve dans l'état de distension, lorsque la vessie occupe tout l'hypogastre à 2 ou 3 centimètres de la paroi abdominale. Or, le péritoine qui tapisse cette paroi, l'abandonne, il est vrai, lorsque la vessie commence à se dilater, mais, plus tard, il reste appliqué sur la paroi abdominale et, simplement refoulé par le sommet de la vessie, il forme au devant d'elle un cul de sac dont la profondeur varie.

Il rabat l'ouraque sur la vessie et peut tapisser jusqu'à 4 centimètres de la face antérieure de ce viscère. — Sappey ayant injecté la vessie chez dix-huit individus adultes de l'un et de l'autre sexe, a vu trois fois le cul-de-sac péritonial descendre si bas qu'il n'était séparé du pubis que par une distance de 15 à 20 millimètres, et cependant la tumeur formée à l'hypogastre était si considérable, qu'elle s'élevait à 8 ou 9 centimètres au-dessus de la symphyse pubienne. Sur cinq sujets que nous avons insufflé dans ce but, nous avons trouvé une distance minimum de 5 centimètres. Sabatier avait déjà vu cette disposition et, tout en la regardant comme exceptionnelle, il conseillait déjà au chirurgien de pratiquer la ponction par le périnée. — Nous pensons toutefois qu'en se rapprochant du pubis, on peut être à peu près certain d'éviter la lésion de la séreuse.

PLAIES DE LA VESSIE. — Les rapports que la vessie contracte avec les organes du voisinage nous rendent compte de la possibilité de certains accidents et des lésions qu'ils entraînent. Les accidents sont les plaies de la vessie, les fistules vésico-vaginales et les infiltrations d'urine d'origine vésicale.

C'est surtout la face antérieure de la vessie qui se trouve exposée à l'action des agents vulnérants. Lorsqu'elle est vide, la présence du corps du pubis diminue le danger, il est vrai ; aussi, dans la plupart des cas, est-ce lorsque ce réservoir se trouve distendu par l'urine que l'on observe les plaies de ce viscère ; et Larrey a fait remarquer que chez les combattants, l'ardeur de l'action leur fait oublier de satisfaire au besoin de la miction; aussi chez eux la vessie remonte-t-elle presque constamment au-dessus du pubis.

La plaie est simple, lorsqu'elle n'intéresse qu'une paroi du réservoir; double, quand la vessie est perforée de part en part; enfin compliquée, lorsqu'il existe en même temps la lésion de quelque organe environnant, ou un corps étranger.

Il est assez rare de voir la vessie atteinte par sa paroi postérieure ou ses parties latérales : souvent, sous un but thérapeutique, le chirurgien intéresse la base de la vessie : c'est ce qui a lieu dans les différents procédés de taille. Enfin, la vessie peut être blessée de dedans en dehors. C'est ce qui arrive lorsqu'un corps étranger est accidentellement tombé dans sa cavité, ou par une sonde laissée trop longtemps à demeure dans un même point.

Enfin, la vessie est assez souvent atteinte de plaies contuses ; c'est ce qui a lieu lorsqu'elle a été atteinte par une arme à feu, ou lorsque la tête du fœtus restant trop longtemps engagée dans le vagin comprime fortement la vessie contre la ceinture osseuse. Enfin, les fragments résultant d'une solution de continuité du pubis ou de quelque autre point de la ceinture osseuse peuvent encore déchirer la vessie. Lorsque la vessie est perforée, l'urine sort de sa cavité ; si la plaie des téguments est pareille à la lésion vésicale, si les conditions de transport, c'est-à-dire position suffisamment déclive, adhérences du trajet parcouru par l'instrument vulnérant, sont suffisantes pour prévenir l'infiltration de l'urine, ce liquide s'écoule à l'extérieur; quelquefois les lèvres de la plaie s'agglutinent immédiatement, c'est surtout ce qui a lieu à la suite des plaies par instruments tranchants et piquants. Lorsque la plaie est contuse, il arrive assez souvent que l'infiltration d'urine ne commence qu'à la suite de l'élimination des eschares.

On conçoit aisément que, lorsque la plaie intéresse simultanément la vessie et l'un des organes qui l'environnent, elle a pour conséquence l'établissement d'une fistule urinaire de la vessie vers le rectum ou le vagin.

Après la sortie de l'urine par la plaie, ou son infiltration dans les tissus, un des principaux symptômes des plaies vésicales consiste dans l'hémorrhagie s'effectuant soit par la plaie, soit par le canal de l'urèthre, hémorrhagie dont l'abondance, la gravité varient successivement, suivant les cas et suivant le calibre des vaisseaux atteints. Si la plaie siégeait au voisinage du col, elle entraînerait une rétention d'urine d'autant plus fâcheuse qu'on ne pourrait guère y remédier par le cathétérisme, et que l'urine, en s'accumulant dans la vessie, finirait par franchir l'obstacle et par s'infiltrer dans les tissus ; complication terrible, contre laquelle on ne saurait prendre trop de précautions, et qui nous semble parfaitement prévenue par la ponction capillaire à travers la région hypogastrique, ponction qui trouve ici ses véritables indications. — Souvent les malades succombent, soit à une péritonite, soit à une infiltration d'urine, souvent ils présentent tous les phénomènes de la résorption de l'urine, phénomènes dont l'ensemble a reçu le nom de *fièvre* ou *intoxication urineuse.*

Dans quelques cas, la plaie se ferme et la lésion ne paraît pas grave, mais au bout de quelques jours, soit par suite d'une rétention d'urine qui lutte contre leur réunion, soit consécutivement à la chute d'une eschare, l'urine s'infiltre dans les tissus.

A la suite d'une plaie de la vessie, c'est généralement dans le tissu cellulaire du bassin que s'écoule l'urine; les infiltrations à travers les divers plans du périnée sont plutôt consécutives à la perforation du canal de l'urèthre. D'ailleurs, quels que soient son siége et son étendue, elle détermine toujours l'inflammation et la modification du tissu cellulaire avec lequel elle se trouve en contact. La peau tendue, huileuse, œdémateuse; sa température s'élève; bientôt les téguments changent de couleur, ils deviennent noirâtres, insensibles, froids; signes certains d'une modification qui s'accompagne souvent de la production de gaz. En même temps, on observe de l'accélération et de la petitesse au pouls, un abattement général, des frissons plus ou moins intenses et prolongés. Au moment de l'élimination des eschares, lorsque, ce qui n'est pas commun, les malades vivent jusqu'à cette période, ces symptômes se renouvellent avec une intensité plus grande, et d'ordinaire le malade succombe, ou bien il s'établit une fistule.

Les *fistules vésicales* peuvent siéger dans la région hypogastrique ou le périnée; elles peuvent établir une communication anormale entre la vessie et le rectum, ou, chez la femme, entre la vessie et le vagin. Ces dernières sont les plus fréquentes, et nous les étudierons en traitant les rapports de la base de la vessie chez la femme.

PONCTION HYPOGASTRIQUE. — On ne conçoit pas comment l'examen des rapports de la paroi intérieure de la vessie n'ait pas conduit plus tôt les chirurgiens à attaquer cet organe par cette région. Ce fut seulement au XVIe siècle que Franco pratiqua la taille hypogastrique, et, chose étrange, la ponction, par cette voie, qui semblait être si nettement indiquée, ne fut guère tentée qu'un siècle plus tard par Méry, en 1701. Lorsque, se trouvant en présence d'une rétention d'urine, on aura résolu de pratiquer la ponction hypogastrique, il faudra d'abord s'assurer de l'état des parties. D'ordinaire, il suffit de poser la main sur la région hypogastrique pour constater la présence d'une tumeur dure, globuleuse, placée sur la ligne médiane et remontant jusqu'à l'ombilic; à ce niveau, la percussion donne de la matité, tandis que les parties voisines restent sonores. Mais, dans quelques cas d'altérations profondes de la contractilité du plan musculaire, la vessie ne forme plus tumeur : elle est molle, aplatie, se confond avec la masse intestinale, et c'est seulement la percussion qui en tracera les limites. Enfin, chez les sujets obèses, on ne saurait croire combien la contraction des saillies, d'ordinaire les plus manifestes, devient difficile. Dans ce dernier cas, il suffit de tirer une ligne entre les deux épines éliaques antérieures ; à 6 ou 7 centimètres au-dessous, et sur la ligne médiane, on peut opérer sans crainte.

C'est dans ce cas, mais dans ce cas seulement, qu'il conviendrait de recourir au procédé de Frank et d'Abernithy, qui conseillent de faire une incision longitudinale sur la ligne blanche, et de ne ponctionner la vessie qu'après avoir constaté sa présence avec le doigt introduit dans la plaie. Les difficultés que nous venons de signaler chez les sujets obèses, justifient ces incisions qui, dans tout autre cas, doivent être repoussées. Car l'incision augmente beaucoup les dangers de l'opération; par la ponction, on écarte les tissus plutôt qu'on ne les divise ; ainsi, lorsque la canule est retirée, les divers éléments fibreux, musculaires, dont on a seulement mis en jeu l'élasticité, reviennent sur eux-mêmes et s'opposent à l'infiltration d'urine. Rien de semblable n'a lieu avec l'incision. Il est peut-être sans exemple que la canule ait entraîné des accidents aigus dans la paroi abdominale (érysipèle, phlegmons), tandis qu'une incision peut devenir le point de départ des accidents communs à toutes les plaies, et il est facile d'en prévoir les dangers, en songeant que le fond de cette incision repose sur la vessie et communique avec le tissu cellulaire du bassin.

Instruments. — On n'en emploie que deux : le trocart courbe du frère Côme et le trocart capillaire.

Le malade doit être couché sur le bord droit du lit pour être rapproché du chirurgien. Les muscles et la paroi abdominale antérieure sont relâchés par l'inclinaison en avant de la tête et la flexion légère des cuisses. Le chirurgien, qui se tient à droite du lit, place sa main gauche sur la région hypogastrique, tend les téguments avec le pouce et l'index, et limite avec ces doigts le point qu'il va traverser. Le trocart préalablement enduit d'huile est tenu de la main droite, la courbure dirigée du côté du pubis. Sa pointe est enfoncée perpendiculairement à l'axe du corps, vers la partie antérieure de la ligne blanche entre les deux muscles droits (contrairement à Méry, qui l'avait enfoncée en dehors du muscle droit) à 3 centimètres au-dessus du pubis, comme s'il voulait contourner ces os en arrière. Le défaut de résistance et la sortie de quelques gouttes d'urine par la cannelure du mandrin, l'avertissent qu'il a ouvert la vessie. Alors, avec le pouce et l'index de la main gauche, il saisit la canule près de son pavillon et l'enfonce profondément, tandis que de la main droite il retire le mandrin. Ce double mouvement doit être fait simultanément, car, si l'on ne retirait le mandrin qu'après avoir fait entrer la canule tout entière dans la vessie, on risquerait de blesser les parois de ce viscère ; en enlevant le mandrin trop tôt et avant que la canule soit enfoncée profondément, celle-ci pourrait sortir de la vessie, qui revient promptement sur elle-même dès que l'urine s'écoule.

Une fois la vessie vidée, que va-t-on faire de la canule ? Faut-il la fermer, la laisser ouverte, l'enlever? Quelques chirurgiens sont d'avis de fermer immédiatement la canule ; car, disent-ils, si la canule reste ouverte, l'urine s'écoulera au fur et à mesure de la sécrétion, et la vessie, toujours vide et contractée sur la canule, aura une grande tendance à l'infiltration d'urine, si l'on n'a soin de l'ouvrir fréquemment.

Pour remédier au contact fâcheux d'un corps métallique contre la paroi vésicale, on a conseillé de remplacer la canule métallique par une bougie ; celle-ci, il est vrai, sera moins volumineuse que la canule, puisqu'elle doit être introduite dans la vessie à travers sa cavité ; elle ne remplira pas aussi bien la petite plaie, mais on empêchera la rétention d'urine, en la laissant toujours ouverte.

En résumé, nous conseillons de laisser la canule métallique ouverte et en place pendant quarante-six heures; car, dans ce laps de temps, elle ne pourra léser la vessie, et en même temps elle aura favorisé la production d'une inflammation adhésive au pourtour de la plaie. On la remplacera alors par une sonde de gomme élastique qu'on laissera ouverte. En tous cas, il faut avoir soin de faire coucher le malade sur le côté, afin que les urines puissent s'écouler plus facilement.

Ponction sous-pubienne. — Elle fut inaugurée, en 1863, par M. Voillemier, au sujet d'un malade obèse qui, atteint depuis longtemps d'une affection vésicale accompagnée de mictions fréquentes, fut pris brusquement d'une rétention d'urine. Or, l'examen du ventre ne présentait aucune tumeur ; la percussion donnait un son clair jusqu'au pubis ; évidemment la vessie était hypertrophiée, racornie, et contenait très peu de liquide : dans ces conditions, les fonctions hypogastrique, périnéale, rectale, étaient pleines de difficultés et de périls. L'idée vint à l'opérateur de chercher une nouvelle voie, en passant sous le pubis.

Voici quelles sont les données anatomiques sur lesquelles fut basée cette audacieuse tentative :

Lorsqu'on abandonne la verge à elle-même, elle est comme accolée à l'arcade du pubis et au tiers inférier de la face antérieure de cette arcade ; mais il est facile de l'en écarter un peu en la tirant en bas et en arrière. On trouve alors, par la dissection, la peau, une certaine quantité de graisse et, au-dessous, le ligament suspenseur de la verge. En l'isolant avec soin, Voillemier a découvert qu'il se composait de deux parties : l'une, antérieure et superficielle, se perd sur l'enveloppe de la verge et se confond supérieurement avec l'aponévrose abdominale ; l'autre, plus profonde, s'insère, en haut sur la symphyse, en bas sur la gaîne fibreuse des corps caverneux, à leur point de jonction. Cette dernière est très peu extensible ; la première, au contraire, dont les points d'attache supérieurs sont moins fixes, se laisse allonger et permet d'éloigner la verge du pubis. Immédiatement au-dessous de l'arcade pubienne, de chaque côté du ligament suspenseur, on voit deux plans aponévrotiques, un peu concaves en avant et percés de trous pour le passage des vaisseaux et des nerfs destinés à la verge. Plus en arrière, on trouve une trame fibreuse, irrégulière, servant de soutien aux vaisseaux qui forment le plexus de Santorini. Enfin, si l'on enlève toutes les parties pour ne laisser que le ligament de la verge, on constate qu'il existe entre celle-ci et l'arcade du pubis un espace, haut d'environ 1 centimètre et d'autant plus large qu'on l'examine profondément.

Le malade est couché sur le dos, les cuisses légèrement fléchies ; on lui place sous le bassin deux alèzes pliées en plusieurs doubles, de façon à élever le pubis, précaution importante, surtout si le malade a de l'embonpoint. Un aide, debout à la gauche du lit, saisit la verge avec la main gauche et la tire en bas et et en arrière pour tendre le ligament suspenseur et le rendre plus saillant. Avec l'indicateur de la main droite, l'opérateur cherche la corde dure que le ligament suspenseur de la verge fait sous la peau ; alors, saisissant de la main gauche un trocart un peu plus courbe que celui du frère Côme, on le pointe sur le ligament suspenseur, dans l'endroit marqué par l'indicateur droit, et on l'enfonce jusque dans la vessie, en lui faisant décrire une courbe allongée, de manière à contourner le pubis. Pendant ce mouvement, qui doit être opéré doucement, on soutient et dirige l'instrument avec le pouce et l'indicateur de la main droite, appuyés sur les côtés de la canule, afin de prévenir toute échappée. Le temps de l'opération exige une certaine attention. Si l'on ne se rend pas bien compte du plan incliné que présente la face antérieure du pubis et de la position assez profonde de son bord inférieur, on s'expose à basculer trop tôt le trocart, dont la pointe irait butter contre les os. Le défaut de résistance et la sortie de l'urine avertiront que l'on est dans la vessie. On fixe alors la canule.

Telle est la ponction sous-pubienne décrite et pratiquée une fois sur le vivant, par M. Voillemier. C'est une opération difficile, dangereuse, et nous ne pouvons nous imaginer aucun cas dans lequel elle constituerait un avantage sérieux sur la ponction pratiquée en d'autres points.

Ponction capillaire. — Nous venons de passer en revue les procédés auxquels on a habituellement recours pour ouvrir à l'urine une voie à travers la paroi antérieure de la vessie. Mais il en est un autre qui, d'origine ancienne, il est vrai, a été vulgarisé et rendu pratique, dans ces derniers temps, par M. Dieulafoy. Il consiste dans la ponction de la vessie pratiquée à l'aide du trocart capillaire. On connaît l'appareil aspirateur ; il se compose d'un récipient dans lequel on a préalablement fait le vide, et se termine par un trocart très fin. La force de l'aspiration, en rapport avec la perfection du vide, attire dans le récipient les collections liquides dans lesquelles s'est engagé le trocart. Employé d'abord pour l'ouverture des abcès, des collections séreuses ou purulentes de la plèvre, on a eu recours à lui pour vider la vessie, dans certains cas de rétrécissements infranchissables.

Or, voici quels en sont les avantages :

La ponction est probablement moins douloureuse; elle offre surtout moins de dangers; car, suivant une observation bien ancienne, on sait que le trocart pénètre plutôt en écartant les tissus qu'en les déchirant; ces conditions se trouvent réalisées au mieux par les trocarts à dimensions très petites; de plus, ces trocarts, quoique presque capillaires, vident la vessie presque aussi parfaitement que le ferait un instrument dont les dimensions seraient supérieures, mais qui n'aurait pas derrière lui la force adjuvante du vide. Or, non-seulement l'écartement des tissus, comparé à leur déchirure, est une chose précieuse en toute région, mais elle est capitale pour la vessie; car, dès que l'instrument sera retiré, les lèvres de l'ouverture se rapprochent et l'urine ne s'infiltre pas dans les tissus. Donc, avantage considérable de la ponction avec l'aspirateur Dieulafoy : c'est l'absence d'infiltration d'urine. Cette condition est d'une telle importance, que l'on pourrait nous croire partisan quand même et en tous cas de la ponction capillaire. Ce n'est cependant pas là notre opinion, et nous formulerons deux restrictions : l'une, peu importante, pour les cas dans lesquels la muqueuse vésicale fongueuse et saignante au moindre contact, se trouverait exposée, par le fait de l'aspiration pneumatique, à voir ses vaisseaux se rompre et donner lieu à une hémorrhagie vésicale.

Nous doutons que la force de l'aspiration soit assez grande pour déterminer de semblables hémorrhagies. La restriction qui constituera, à notre point de vue, l'objection la plus sérieuse est celle-ci : Dans un grand nombre de cas, l'obstacle au cours de l'urine n'est pas de nature à disparaître rapidement, ou bien la vessie est déjà enflammée, ou elle est remplie de mucosités. Dans ces deux circonstances, nous ne conseillons pas l'emploi de la ponction capillaire. Voit-on l'embarras du chirurgien qui, deux fois par jour au moins, est obligé de recourir à cette opération? S'imagine-t-on, quelque bénigne qu'on la suppose, que, réitérée si souvent dans un étroit espace, elle ne finira pas par y provoquer de l'inflammation et des adhérences de la vessie à la paroi abdominale? Et que deviendront plus tard ces adhérences? Elles exerceront sur la vessie des tractions fâcheuses, l'empêcheront de revenir sur le pubis, de se rétracter complétement, d'où stagnation d'urine, cystite, etc.

Seconde objection.—Nous ne croyons pas que l'on puisse, à l'aide de l'aspirateur, vider la vessie d'une manière aussi complète qu'avec un gros trocart, en extraire les fausses membranes, la laver à grande eau, permettre l'évacuation incessante de l'urine.

Aussi, réservons-nous l'emploi de l'aspirateur capillaire pour les cas dans lesquels nous espérons que l'obstacle au cours de l'urine, qui nous met dans la nécessité de pratiquer la ponction, n'aura qu'une courte durée.

La vessie distendue prise pour une tumeur de mauvaise nature. — Il n'est pas rare de confondre la vessie distendue par le liquide urinaire pour une tumeur à l'abdomen, et l'hydropisie générale, qui provoque la rétention d'urine, n'a pas encore été étudiée sous son vrai point de vue.

Trousseau, le premier, appela l'attention des chirurgiens sur ce point, rendu attentif lui-même par Bourgeois, d'Étampes, qui, en 1855, lui communiqua deux cas d'hydropisie générale avec rétention d'urine, occasionnant la distension outre mesure de la vessie qu'il avait prise pour une tumeur. Bourgeois adressa un mémoire, sur ce fait, à l'Académie de Médecine, mais on ne donna pas suite à ce sujet. Mais Trousseau lui-même, plus tard, ayant été appelé à diverses reprises chez des malades hydropiques avec rétention d'urine persistante, se rendit compte par lui-même de l'extrême analogie qui peut exister entre une vessie ainsi surdistendue par l'urine qui ne peut s'écouler, et une tumeur. Il cite quatre cas où cet organe fut pris pour une tumeur, soit du foie, soit de la paroi abdominale.— « A la palpation, dit Trousseau, la tumeur se présentait dans la région hypogastrique sous la forme d'un corps ovalaire considérable, s'étendant du pubis au nombril. En résumé, la rétention d'urine peut, en étant la cause d'une hydropisie générale, influer de telle sorte sur la vessie, que celle-ci, considérablement distendue par le liquide qu'elle renferme, peut, à un moment donné, présenter les caractères d'une tumeur à l'abdomen, tumeur qui peut d'autant plus facilement être prise pour ce qu'elle n'est pas que le volume, alors que tous les autres symptômes viendraient à manquer, permettrait même seul d'y conclure. En outre, les malades de Trousseau et de Bourgeois n'avaient pas conscience de leur rétention d'urine. « Et quand on voit, dit Trousseau, survenir lentement une hydropisie envahissant jusqu'à la face, et qu'ils éprouvent simultanément cette altération de la santé qui accompagne si souvent les maladies des voies urinaires, même de celles qui se développent à l'insu des malades, il est bien difficile de ne pas croire à l'existence de quelque grave maladie organique, et alors même que, par la palpation abdominale, on constaterait la distension de la vessie par l'urine, on serait tenté de supposer que cette rétention est causée par quelque tumeur de mauvaise nature, si les faits que j'ai rapportés, etc. » — Nous ne pouvons commenter les citations du grand maître, par manque d'expérience à ce sujet, le cas de rétention d'urine ayant occasionné une distension si considérable de la vessie qu'elle a été prise pour une tumeur, ne s'étant jamais présenté à nous.

Taille hypogastrique ou par le haut appareil. — Nous avons dit que Franco fut le premier à ouvrir cette voie aux calculs, et qu'il y fut en quelque sorte contraint par l'impossibilité dans laquelle il se trouva de faire passer une pierre volumineuse à travers le périnée. Malgré le succès qui consomma sa tentative, effrayé de son audace, il recommanda aux chirurgiens de ne jamais l'imiter. — Pendant deux siècles, on voit quelques chirurgiens recourir à la taille sus-pubienne, ils y sont forcés tous par le volume de la pierre, et, émerveillés de leurs succès, ils se donnent comme les inventeurs de la méthode; tels sont Rousset, Frobic, Douglas, Frise, Côme, etc.

Voici le manuel opératoire. — Il faut opérer sur un conducteur, c'est-à-dire introduire dans la vessie et les voies urinaires un corps métallique, indiquant d'une manière nette et claire le point sur lequel on veut opérer. C'est là une loi si absolue pour toutes les opérations qui se pratiquent sur les voies urinaires, que tous les procédés qui ne la prennent pas pour point de départ n'ont plus qu'un intérêt historique.

Le malade est placé sur la table d'opération, la paroi abdominale légèrement relâchée. On donne le chloroforme et l'on injecte dans la vessie une certaine quantité d'eau tiède ; la mesure est indiquée par le violent retour du liquide. A ce moment, le chirurgien introduit la sonde à dard de Belmas. Il se place à droite du malade et, fixant les téguments avec le pouce et l'index de la main gauche, il fait exactement sur la ligne médiane une incision dont l'extrémité supérieure commence à deux travers de doigts de l'ombilic et empiète en bas sur la symphyse pubienne. Cette incision a en moyenne 12 à 15 centimètres ; sa longueur varie, du reste, avec l'embonpoint des sujets. Elle comprend la peau et les tissus placés au-devant de la ligne blanche ; cette région est peu vasculaire, cependant il serait bon de faire la ligature des petits vaisseaux qui pourraient donner du sang. Lorsque la ligne blanche est bien nettement visible au fond de la plaie, le chirurgien place l'index de la main gauche au bord supérieur du pubis et, sur ce doigt servant de conducteur, il fait une petite boutonnière semblable à celle que l'on pratique sur les aponévroses placées au-devant des artères lorsqu'on veut en pratiquer la ligature : cette petite incision permet d'introduire le bouton de l'aponévrotome derrière le plan fibreux. La concavité de la lame est dirigée en haut, et le chirurgien divise la ligne blanche comme sur une sonde cannelée. Par ce moyen, non-seulement la section du plan fibreux se trouve favorisée, mais encore, dans les cas où le péritoine descendrait plus bas que de coutume et se rapprocherait de la symphyse, sa lésion serait sûrement évitée ; car de deux choses l'une : ou bien le bouton qui termine l'aponévrotome repoussera le cul de sac de la séreuse, ou bien il le décollera de la ligne blanche, et dans les deux cas il l'éloignera du bistouri.

C'est à ce moment que l'on va se servir de la sonde à dard préalablement introduite dans la vessie ; pour cela, le chirurgien saisit de la main droite son pavillon et l'abaisse de manière à lui imprimer un mouvement de bascule et à faire saillir son extrémité vésicale dans le fond de la plaie. Avec le pouce, l'index et le médius de la main gauche, l'opérateur embrasse à travers les parois vésicales l'extrémité de la sonde et la fixe solidement, en ayant soin de ne pas placer les doigts au devant de l'extrémité qui va transpercer la vessie ; en ce moment, l'aide doit pousser le dard et le faire sortir de 7 à 8 centimètres. Cela fait, l'incision de la paroi vésicale antérieure va être pratiquée sur la cannelure du dard, exactement de la même façon que celle de la ligne blanche sur l'aponévrotome. Mais si le volume de la pierre était porté au point de remplir complétement la vessie, l'introduction de la sonde à dard deviendrait impossible ; l'opérateur doit alors porter l'indicateur gauche dans la plaie, la face palmaire tournée en haut et en se guidant sur l'ongle, il divise la paroi vésicale antérieure. Quoi qu'il en soit, la vessie étant ouverte, l'index de la main droite est introduit dans l'angle supérieur de la plaie et remplacé par un gorgeret compresseur qu'on confie à un aide comprenant l'importance de son rôle, car, s'il lâchait le gorgeret de la main, la vessie s'affaisserait et il faudrait de nouvelles manœuvres pour en chercher l'incision.

Dès que la vessie est bien incisée sur sa face antérieure, le chirurgien examine la pierre et apprécie si les dimensions sont en rapport avec celles de l'ouverture qu'il a pratiquée; l'extraction ne doit être tentée que lorsqu'il s'est assuré que le temps de la manœuvre ne présentera pas de difficultés. Si la contraction des muscles droits resserre la boutonnière faite à l'abdomen, on pourrait débrider légèrement en travers.

Dans les cas où la pierre, très volumineuse, ne se présenterait pas en quelque sorte d'elle-même entre les lèvres de la solution de continuité, on pourrait la repousser d'arrière en avant à l'aide de deux doigts introduits dans le vagin ou le rectum. On pourrait encore recourir à des tenettes.

Telle est la manière dont il convient de procéder. Nous sommes très partisans de la taille hypogastrique : sans parler de la facilité d'exécution qui la met à la portée de chirurgiens peu exercés, elle s'accomplit légèrement, sans ces accidents imprévus et formidables qui arrivent même aux spécialistes et aux professeurs; elle permet l'extraction de calculs inattaquables par par toute autre voie; enfin, aux amateurs de statistique, nous dirons que, d'après le rapport de Moreau, on compta seulement cinq morts sur trente-deux pierreux opérés par le haut appareil, de 1719 jusqu'en 1723.

Nous sommes loin cependant de méconnaître les graves dangers que court un individu auquel on pratique la ponction sus-hypogastrique, tels que : infiltration d'urine, phlegmons et abcès, et hémorrhagies. Mais s'agit-il donc ici de complications spéciales à la taille sus-pubienne ? Nullement. Nous les retrouvons dans tous les autres procédés ; pour les uns, les tailles périnéales, par exemple, il faut plus particulièrement se mettre en garde contre les hémorrhagies, les lésions du bulbe, les blessures du rectum, celles des conduits éjaculants. N'est-il pas probable que la lésion d'un organe vasculaire comme la prostate prédisposera singulièrement à l'infection purulente ? que l'incision du col de la vessie entraînera une incontinence d'urine irremédiable ?

Ces accidents sont moins à craindre dans la taille hypogastrique, mais le danger vient des péritonites et des infiltrations d'urine. N'y aurait-il pas moyen d'en diminuer la fréquence? En songeant aux différents procédés mis en usage pour l'ouverture de certaines tumeurs abdominales, des kystes hydatiques du foie, par exemple, nous nous sommes demandé si le procédé de Récamier ne serait pas applicable à l'ouverture de la vessie. Que ferait-on?

On placerait une sonde à demeure et on ne viderait la vessie que dans une certaine mesure, de façon, par exemple, à maintenir toujours son sommet au niveau d'une ligne passant à 3 centimètres au-dessous de l'ombilic. Une première application de chlorure de zinc serait faite sur la ligne blanche, entre le pubis et l'ombilic, dans une étendue de 6 à 8 centimètres. Le lendemain, la pâte et l'eschare enlevées, une seconde application sera faite au fond de la plaie et ainsi de suite, jusqu'à l'ouverture de la vessie.

Ce procédé qui n'a jamais été employé, que nous sachions, présente d'abord un avantage capital, son innocuité. On sait depuis longtemps que l'on peut sans danger ouvrir des kystes hydatiques du foie par la méthode de Récamier, à plus forte raison en serait-il ainsi pour la vessie, puisqu'on est sûr de ne pas rencontrer le péritoine; que sa présence constituera même une exception. Ainsi, comme premier avantage, absence de péritonite et de phlegmons; de plus, cette cautérisation progressive, en fusionnant en une seule masse les divers plans qui se trouvent au devant de la vessie, ne laisse aucune voie à l'infiltration d'urine, soit dans l'épaisseur des parois abdominales, soit dans le tissu cellulaire du bassin.

La méthode que nous proposons aurait, il est vrai, un inconvénient sérieux : les adhérences de la paroi antérieure de la vessie avec l'abdomen; mais le calcul enlevé, nous ne désespérerions nullement de voir ces adhérences diminuer graduellement, et il n'y aurait aucun inconvénient à imaginer un obturateur qui forcerait les urines à reprendre leur voie habituelle. Quoi qu'il en soit, dans la taille hypogastrique ordinaire, quelles sont les précautions à prendre après l'opération? — Souberbielle, qui a été un grand partisan de la méthode du frère Côme et qui lui doit de nombreux succès, plaçait dans la vessie, par l'urèthre, une sonde de gomme élastique qu'il recourbait en forme de syphon, et à laquelle il a donné le nom de syphon aspirateur. — Sédillot conseille d'introduire simplement par la plaie hypogastrique l'extrémité d'une bandelette de linge effilé qui, s'imbibant d'urine, en permet l'écoulement par capillarité; elle est laissée dans la plaie jusqu'au moment où l'inflammation est assez forte pour rendre le tissu cellulaire imperméable à l'infiltration. Une grosse sonde est en même temps placée dans la vessie par l'urèthre.

§ 2. — FACES LATÉRALES

Dans l'état de vacuité, leur courbure est telle qu'elles représentent un simple bord; tapissées par le péritoine seulement dans leurs parties postérieure et supérieure, plus bas elles répondent au muscle releveur de l'anus, tapissé par l'aponévrose pelvienne, et ce rapport a lieu par l'intermédiaire d'une grande quantité de tissu cellulaire, dit sous-péritonéal, tissu à larges mailles, continu chez la femme à celui des ligaments larges, et prêt à prendre part à toutes les phlegmasies si fréquentes dans ces régions.

Chez l'homme, les côtés de la vessie sont obliquement croisés par les canaux différents qui les contournent pour gagner les vésicules séminales; leur direction est précisément l'inverse de celle des uretères qui viennent s'ouvrir à peu près au point de jonction des parties latérales avec la face postérieure. C'est par les côtés que l'on pénètre dans la vessie, par la taille dite : latérale, dans les procédés de Foubert et Thomas, et c'est par là aussi que pénètre le trocart dans la ponction de la vessie par le périnée.

Taille bilatérale. — On peut trouver des indications de cette opération jusque dans les œuvres de Celse; elle paraît avoir également été pratiquée par Riolan. Cependant, en 1824, Dupuytren parvint à la présenter comme sienne; en tous les cas, il la vulgarisa.

Les instruments sont les mêmes que pour la taille latérale, si ce n'est qu'il suffit d'un couteau droit, tranchant sur les bords sans s'étendre de 1 centimètre à partir de sa pointe, et qu'au lieu d'un lithotome simple, il faut un lithotome double dont les deux lames s'ouvrent par la pression d'une seule bascule, et s'écartent suivant une direction courbe, de manière à diviser la prostate de chaque côté, suivant les rayons obliques. L'ouverture de ces deux lames varie de 13 à 15 millimètres.

Le malade est placé comme à l'ordinaire ; un cathéter cannelé sur sa convexité et terminé par une olive est introduit dans la vessie et confié à un aide qui le maintient dans une position verticale. Les téguments du périnée étant fixés et tendus par la main gauche du chirurgien, il pratique une incision demi-circulaire qui, commençant à droite entre l'anus et l'ischion, se termine à gauche, au point correspondant, en passant à 10 millimètres environ au devant de l'anus, dont elle circonscrit la demi-circonférence antérieure. L'instrument rencontre et divise la peau, le tissu cellulaire au milieu duquel se trouvent les fibres les plus antérieures du sphincter anal qui gagnent le raphé périnéal, ce raphé lui-même; on glisse ainsi entre le rectum que l'on laisse en arrière, et le bulbe que l'on refoule en avant, jusqu'à la partie membraneuse de l'urèthre que l'on sent parfaitement à travers la cannelure du cathéter. L'ongle du doigt indicateur gauche est placé dans cette canelure et guide le bistouri jusqu'à lui. La division de la portion membraneuse de l'urèthre est ainsi effectuée. Il importe que, pendant toute cette première partie de l'opération, le doigt abaisse la partie inférieure de la plaie, la protége et garantisse ainsi le rectum.

L'urèthre est incisé dans sa portion membraneuse; l'index droit est alors placé à la partie supérieure de la plaie, il sert de guide au lithotome, dont la pointe vient s'engager dans la cannelure du cathéther; le contact des deux instruments bien reconnu, le chirurgien saisit la plaque du cathéter et l'élève de façon à ce qu'il embrasse la symphyse du pubis dans sa courbe. La pointe du lithotome est alors glissée sur la cannelure du cathéter jusque dans la vessie; le cathéter retiré, on presse sur la bascule du lithotome de façon à ouvrir les lames; il a été préalablement retourné de façon à présenter sa concavité à l'anus. On retire alors l'instrument, non pas horizontalement, mais en l'inclinant progressivement en bas, jusqu'à ce que les lames soient complétement sorties.

Procédé de M. Nélaton. — M. Nélaton a apporté des modifications excessivement avantageuses à la taille bilatérale de Dupuytren, et cet illustre chirurgien a créé une nouvelle méthode à laquelle il a donné le nom de *prérectale*. Le but qu'il s'est proposé consiste à ne pas toucher le bulbe, à pratiquer la ponction de l'urèthre dans un point bien déterminé.

Pour cela, le sujet étant placé dans la position habituelle, le périnée dirigé vers la lumière, un cathéter est introduit dans l'urèthre. L'index, placé dans le rectum, cherche, en explorant sa paroi antérieure, le point qui correspond au sommet de la prostate, afin de savoir d'avance dans quelle étendue il faudra décoller cette paroi pour arriver au point de l'urèthre qu'on voudra ponctionner. — Or, à travers le rectum, on sent le cathéter, et on est sûr d'être sur le sommet de la prostate, lorsque en avançant ou en reculant on cesse de le sentir aussi distinctement. L'espace compris entre le sommet de la prostate et l'anus est tout au plus de 3 centimètres. L'opération se compose de trois temps :

Premier temps. — Incision des parties molles jusqu'à l'urèthre. — Le doigt introduit dans l'anus pour tendre les téguments, on fait une incision courbe, dont la partie moyenne qui correspond au raphé périnéal tombe à 1 centimètre ½ au devant du bord antérieur de l'anus, et dont les extrémités arrivent à 2 centimètres de ses parties latérales. La peau coupée, on saisit la lèvre postérieure de l'incision entre le pouce et l'index, de façon à mettre en évidence les fibres du sphincter anal, que l'on divise couche par couche; si le sujet était gras, on pourrait, pour plus de facilité, faire une nouvelle incision verticale qui, du raphé, tomberait sur la lèvre antérieure de l'incision courbe. Pendant ce temps de l'opération, le chirurgien doit avoir soin de s'éloigner du bulbe et de se rapprocher du rectum, dont il constate la position exacte à l'aide du doigt introduit dans l'anus. Lorsque le sphincter est coupé, toute la paroi antérieure du rectum s'abaisse, et l'on arrive sur le sommet de la prostate.

Deuxième temps. — Ponction de l'urèthre. — On introduit dans la plaie un bistouri à lame longue et étroite et à dos très gros, de façon à ce que le tranchant regarde la lèvre antérieure de la plaie; le dos de l'instrument vient s'appliquer contre la paroi antérieure du rectum, soutenu par le doigt introduit dans cet organe. L'extrémité du doigt et l'œil de l'opérateur reconnaissent la pointe de la prostate, et on ponctionne l'urèthre précisément dans le point où il va traverser cette glande. — Pour cela, on repousse avec le doigt introduit dans le rectum la portion du dos du bistouri qui avoisine la pointe, de manière à couper l'urèthre en s'aidant d'un léger mouvement de bascule de l'instrument.

Troisième temps. — On glisse par la cannelure du cathéter le lithotome double, et tout se passe comme dans la taille latérale de Dupuytren.

Ce procédé nous paraît ménager plus sûrement que tout autre les parties vasculaires du périnée; de plus, les différents temps sont disposés d'une manière essentiellement méthodique et simple, et facile à suivre; aussi serions-nous tentés, dans le plus grand nombre des cas, de lui donner la préférence.

Ponction par le périnée. — Pendant longtemps le périnée a été la seule voie à travers laquelle les chirurgiens aient osé s'engager pour pénétrer dans la vessie. Sans nul doute, ce qui avait dû les guider dans ce choix, c'était l'importance, capitale à leurs yeux, d'ouvrir la vessie dans le point le plus déclive, et, par suite, d'offrir le plus libre écoulement possible à l'urine; assurément, la ponction périnéale répond à ces indications, mais ces avantages sont contrebalancés par de tels inconvénients qu'elle n'est plus guère employée, et que nous ne la conseillons pas, la ponction hypogastrique étant de beaucoup préférable.

On ne sait trop qui en fut l'inventeur; Sabatier et Sédillot en rapportent l'honneur à Dionis, d'autres à François Polet. Cet auteur la décrit, il est vrai, mais il entrevoit déjà la supériorité de la ponction hypogastrique, car voici ce qu'il écrivait : « Quoiqu'on ait dit que le haut appareil n'est point en usage, il semble néanmoins que la grande tumeur au-dessus du pubis, causée par la suppression d'urine, particulièrement dans un sujet exténué, rendrait l'opération facile, sans crainte de blesser les parties du bas-ventre. »

Voici quel est le manuel opératoire : Le malade doit être couché en travers de son lit, de façon à ce que le chirurgien puisse aisément manœuvrer dans le périnée; le bassin est légèrement élevé, les membres inférieurs portés dans l'abduction et la flexion, comme s'il s'agissait de pratiquer la taille. Un des aides relève la verge et les bourses, tandis qu'un autre, à l'aide de pressions exercées sur la région hypogastrique, repousse la vessie vers le périnée.

Le chirurgien, placé entre les cuisses du malade, tend les téguments du périnée à l'aide de la main gauche placée en travers sur cette région ; il saisit de la main droite un trocart semblable à celui dont on se sert pour les ponctions de l'hydrocèle, et d'une longueur de 12 centimètres environ ; il l'enfonce sur le milieu d'une ligne qui, partant du raphé, à 2 centimètres au devant de l'anus, irait aboutir à la tubérosité droite de l'ischion. Le trocart doit être d'abord introduit horizontalement, c'est-à-dire, dans un sens parallèle à l'axe du corps ; mais il faut avoir soin d'incliner la pointe un peu vers l'ischion, en portant le talon de l'instrument vers le raphé, afin de ne pas blesser la prostate. Il faut surtout éviter d'élever ou d'abaisser le manche de l'instrument; car, si on l'élève, on risque de glisser sa pointe entre la vessie et le rectum, et même de pénétrer dans le cul-de-sac péritonéal vésico-rectal ; si on l'abaisse, on peut glisser au devant de la vessie entre elle et le pubis.

Un défaut de résistance et la sortie de l'urine indiquent au chirurgien qu'il a pénétré dans la vessie.

Nous avons dit qu'il fallait, afin d'éviter la prostate, incliner la pointe du bistouri en dehors. Boyer, cependant, dans son Traité des maladies chirurgicales, veut au contraire qu'on la dirige un peu en dedans pour percer la partie du bas-fond de la vessie, comprise entre la base de la prostate et l'insertion des uretères. Mais on risque ainsi de blesser la prostate ; quant à l'objection tirée de l'obliquité que présente la ponction lorsque le trocart est incliné en dehors, elle est sans fondements ; car, lorsque la vessie est fortement distendue par l'urine, elle s'étend sur les côtés et ne présente plus une surface oblique comme si elle était à moitié vide. Garengeot, Foubert, Sabatier, ont conseillé, avant de pratiquer la ponction de la vessie, de diviser les parties molles du périnée par une large incision pour arriver jusqu'à la vessie, et de n'y plonger le trocart qu'après avoir constaté la fluctuation. Nous n'insisterons pas, car, quels que soient les conseils donnés par les différents chirurgiens, la ponction périnéale n'en est pas moins une opération très délicate, et il est peu de chirurgiens assez sûrs de leur bistouri pour traverser une région aussi compliquée que le périnée, sans craindre de blesser la prostate, la bulbe, le rectum, les vésicules séminales, etc.

De plus, après la ponction vésicale, il faut fixer une canule à l'aide d'un bandage en T. Or, pendant tout le temps que les malades gardent leur canule, ils ne peuvent s'asseoir, ils marchent même très difficilement. De plus encore, après que la canule a été retirée, si la plaie ne se ferme pas rapidement, il s'établit une petite fistule vésicale très difficile à guérir.

§ 3. FACE POSTÉRIEURE

Cette région est dans l'état de vacuité plane chez l'homme, concave chez la femme ; sa direction est d'autant plus oblique en bas et en arrière que la vessie contient moins de liquide. Elle affecte avec le péritoine des rapports très étendus et constants ; même dans l'état de vacuité, elle est revêtue par la séreuse. C'est seulement vers sa partie inférieure que le péritoine l'abandonne pour se réfléchir sur les organes voisins, c'est-à-dire sur la limite inférieure de l'utérus chez la femme, sur la partie moyenne du rectum chez l'homme.

Cette face postérieure est donc en rapport avec les circonvolutions de l'intestin grêle, qui l'éloignent très notablement du rectum ou de l'utérus. Jamais d'ailleurs les vésicules séminales et les canaux déférents ne remontent jusqu'à cette paroi, lorsque la vessie est rétractée derrière les pubis, ces organes l'abandonnent pour s'appliquer sur le rectum. Lorsque la vessie est distendue, sa face postérieure s'applique immédiatement sur la face antérieure du rectum ; elle atteindrait même latéralement la concavité du sacrum. Chez la femme, elle modifie la direction de l'utérus qu'elle renverse en arrière, puis, franchissant sa limite supérieure, elle passe au-dessus de lui pour remplir toute l'excavation du bassin.

Il est fort utile d'étudier la distance qui sépare le cul-de-sac du péritoine des téguments ; or, cette distance diffère suivant que la vessie est vide, moyennement distendue ou complétement dilatée. Lorsque la vessie est vide et rétractée sur le corps du pubis, le cul-de-sac que forme le péritoine en passant du rectum sur la vessie reste éloigné de la base de la prostate de plus de 1 centimètre, et la distance qui sépare le cul-de-sac de l'anus varie de 5 à 6 centimètres. Lorsque la vessie se trouve dans un état de moyenne dilatation, elle déborde en arrière la base de la prostate et s'avance plus ou moins sur l'intestin; le cul-de-sac du péritoine s'élève alors, et l'intervalle qui le sépare de l'anus s'accroît dans la même proportion. Lorsque la vessie est fortement distendue, il s'élève plus encore; mais, d'après Sappey, la distance comprise entre l'anus et le cul-de-sac recto-vésical ne s'élève jamais au delà de 8 centimètres.

C'était également l'opinion de Velpeau et de Legendre.

8 centimètres ½, telle est la limite extrême que nous avons pu atteindre en insufflant la vessie chez cinq individus adultes. Lisfranc et Sanson ont trouvé une distance plus considérable, qu'ils fixent à 11 centimètres. Dans l'épaisseur du cul-de-sac que forme le péritoine en passant de la face postérieure sur la face antérieure de l'utérus ou du rectum, se trouvent latéralement quelques fibres musculaires lisses, peu développées, sans importance relativement à la fixité des organes qu'elles relient, mais assez prononcées pour soulever la séreuse et limiter latéralement un espace quadrilatère. Ces replis ont été désignés sous le nom de *ligaments postérieurs* de la vessie; ils ne ressemblent nullement aux ligaments antérieurs.

§ 4. — BASE DE LA VESSIE

Région inférieure ou base de la vessie. — Elle doit être étudiée chez l'homme et chez la femme.

A. chez l'homme. Elle est triangulaire et comprend toute cette partie de la vessie limitée par les faces latérales, le col, et en arrière par le cul-de-sac que forme le péritoine en se réfléchissant sur le rectum. En avant, elle répond à toute cette portion de la base de la prostate qui se trouve située en arrière du col vésical, et ce rapport nous explique comment les variations de volume de la glande soulèvent dans le réservoir urinaire des saillies souvent si nuisibles à ses fonctions. Derrière la prostate se trouvent les vésicules séminales et les canaux déférents; les vésicules séminales occupent précisément les parties latérales du bas-fond de la vessie; leur direction est telle, qu'éloignées de 6 à 7 centimètres au niveau de leur grosse extrémité ou externe postérieure, elles se rapprochent en avant, au point d'être juxtaposées lorsqu'elles s'enfoncent dans la prostate. Sur leur côté interne s'appliquent les canaux déférents; ainsi, vésicules séminales et canaux déférents circonscrivent un espace triangulaire, à base dirigée en arrière, à sommet tourné vers la prostate; ce triangle offre des dimensions variables suivant l'état de vacuité ou de plénitude de la vessie.

Lorsque la vessie est vide, les vésicules séminales l'abandonnent, retombent sur les côtés du rectum et, glissant sur sa convexité, s'écartent l'une de l'autre au point d'être séparées par une distance de 6 à 7 centimètres. Lorsque la vessie est distendue, les vésicules se rapprochent et la base du triangle qu'elles limitent n'a plus que 4 à 5 centimètres.

C'est dans cet espace que la vessie contracte avec la face antérieure du rectum les rapports les plus intimes; ils ne sont cependant pas immédiats; entre ces deux organes se trouve interposée une membrane fibro-musculaire, dite *aponévrose protectrice* de la prostate ou *prostato-péritonéale*. Continue en bas avec le feuillet supérieur de l'aponévrose moyenne du périnée, elle vient tapisser la face postérieure de la prostate, l'abandonne au niveau de sa base, enveloppe les vésicules séminales, les canaux déférents, tapisse les faces réciproques de la vessie et du rectum, et vient s'implanter sur le cul-de-sac recto-vésical.

Le bas-fond de la vessie est donc complétement étranger au péritoine; cependant quelques auteurs, Richet, entre autres, pensent que dans l'état de vacuité complète, la séreuse descend jusque sur le bas-fond vésical, tapisse la face postérieure des vésicules séminales et descend jusque sur leur col, c'est-à-dire sur le point où elles s'abouchent aux canaux déférents.

B. CHEZ LA FEMME. — La base de la vessie se trouve limitée chez la femme, en avant par le col de l'utérus, en arrière par le bord inférieur de la vessie. — Les rapports de cette région offrent chez la femme un intérêt chirurgical fort grand, depuis la découverte des procédés autoplastiques qui permettent si souvent de remédier aux fistules vésico-vaginales. Etudiés avec beaucoup de soin par Jobert de Lamballe, ils diffèrent naturellement beaucoup suivant le degré de distension de l'organe.

Lorsque la vessie est vide, sa base repose à peu près tout entière sur la partie supérieure du vagin et sur le col de l'utérus. Si alors on vient à soulever avec précaution le bas-fond de la vessie, on aperçoit le péritoine formant de nombreux plis, et cela à peu près au niveau de l'insertion supérieure du vagin; ces plis sont surtout marqués sur la ligne médiane, ils s'effacent sur les côtés. Lorsque la vessie se dilate, son bas-fond s'étend dans le sens antéro-postérieur, recouvre d'abord la partie supérieure du vagin, s'avance ensuite sur le col de l'utérus et remonte à peu près jusqu'au niveau de l'union du col avec le corps de la matrice. Dans ce moment, le péritoine s'est graduellement élevé et cela sans tiraillements pour le vagin, par le simple déploiement des replis de la séreuse dont nous avons parlé. Ainsi, toute la portion de la face antérieure de l'utérus qui se trouve comprise entre la réflexion de la muqueuse vaginale sur le col, et celle du péritoine sur cette face antérieure sont en rapport avec la face postérieure de la vessie. Cet espace a 3 centimètres de longueur d'après Jobert, et dans toute cette étendue l'union de la vessie avec la paroi supérieure du vagin et la portion correspondante du col et du corps de l'utérus se fait à l'aide d'un tissu cellulaire facile à décoller, sur les côtés surtout, un peu plus dure vers le milieu de cet espace et à mesure qu'on se rapproche de l'insertion du péritoine.

Vers la partie moyenne de la cloison vésico-vaginale, on ne rencontre que des vaisseaux dilatés et peu importants; les gros troncs des artères utérines sont situés sur les côtés, à une assez grande distance; pourtant Huguier a signalé quelques-unes de leurs branches qui, par leurs anastomoses, forment un cercle autour du col de l'utérus. Quant aux branches vésicales, elles serpentent sur les côtés de la vessie et gagnent son sommet; les branches vaginales serpentent d'abord sur les côtés de ce conduit avant de se ramifier sur sa paroi antérieure. — Les uretères s'ouvrent également dans la vessie, sur les côtés de la cloison vésico-vaginale. « Ainsi, dit Jobert, en attaquant le vagin tout à fait à son insertion au pourtour du col utérin et à sa partie supérieure, par une incision demi-circulaire à convexité postérieure, on arrive dans un espace de 3 centimètres environ, dans lequel le péritoine peut être facilement respecté. »

Les *fistules vésicales* peuvent siéger dans la région hypogastrique ou le périnée ; elles peuvent établir une communication anormale entre la vessie et le rectum ou, chez la femme, entre la vessie et le vagin. Ces dernières sont les plus fréquentes, car elles se produisent souvent à la suite des accouchements difficiles ; la tête du fœtus restant trop longtemps engagée dans le vagin refoule contre le pubis la paroi antérieure du vagin et la vessie, et la pression, par son énergie et sa durée, entraîne la mortification de cette portion de la paroi vésicale et vaginale qui en a subi le plus directement l'influence : à la chute de l'eschare s'établit la fistule.

Nous ne saurions indiquer les nombreux procédés par lesquels on a cherché à remédier aux fistules vésico-vaginales. Nous ne dirons rien de l'affrontement simple pratiqué par Desault, à l'aide d'un simple tampon ; de la cautérisation, qui n'a jamais réussi ; de l'oblitération complète du vagin, ressource extrême pour les fistules absolument incurables.

Nous exposerons seulement le procédé de Jobert et la méthode américaine.

1° *Procédé de Jobert.* — Une gouttière introduite dans le vagin en déprime la paroi postérieure. On saisit le col utérin avec de longues pinces de Museux, en ayant soin de les placer dans une direction opposée au grand diamètre de la fistule, c'est-à-dire sur les côtés si la fistule est longitudinale, d'avant en arrière si elle est transversale, mais, en tout cas, de façon à laisser libre l'insertion antérieure et latérale du vagin sur le col de l'utérus. On enlève la gouttière et, par des tractions ménagées, on attire le col aussi bas que possible, de manière à amener la fistule sous les yeux de l'opérateur, on incise alors en introduisant une sonde par l'urèthre et par la fistule.

Cela fait, une incision semi-lunaire est pratiquée transversalement sur le vagin à son point d'insertion au col, en ayant soin de le décoller par une dissection lente faite d'avant en arrière et le tranchant tourné vers le col utérin.

On saisit alors l'une des lèvres de la fistule avec une pince à dents de souris et on l'avive. Cet avivement doit porter sur toute l'épaisseur de la paroi vésico-vaginale, emportant les tissus calleux ; si la fistule est transversale, il est bon de commencer l'avivement par la lèvre postérieure, afin de n'être pas gêné par le sang.

Vient alors l'application des sutures. Toutes les fois que la fistule a pu être ramenée au bord de la vulve, on enfonce l'aiguille par la face vaginale de la lèvre postérieure, ayant soin de traverser la paroi vésico-vaginale tout entière. L'aiguille, entrée ainsi dans la vessie, attaque le côté vésical de l'autre lèvre et ressort du même coup dans le vagin. Mais si la fistule était placée trop haut, il faudrait introduire par l'urèthre dans la vessie la sonde à dard. Le bout de cette sonde appliqué sur une des lèvres de la plaie, on pousse le dard armé de son fil ciré ; dès qu'il apparaît dans le vagin, on dégage le fil, le dard est retiré dans sa gaîne ; la sonde est appliquée de nouveau sur la lèvre opposée qu'il traverse de la même manière ; et le fil, dégagé de nouveau, les deux lèvres de la fistule se trouvent ainsi embrassées dans une anse complète.

On place ainsi un certain nombre de sutures, sans trop les serrer ; on s'assure qu'une injection lancée dans la vessie ne sort pas par le vagin ; on retire les pinces de Museux, des injections froides sont faites dans le vagin ; on place alors une sonde à demeure dans la vessie et on enfonce dans le vagin un tampon d'amadou.

Les points de suture sont enlevés du septième au neuvième jour ; pour cela, on ressaisit le col utérin pour amener les points de suture sous les yeux de l'opérateur, on coupe avec des ciseaux l'un des côtés de l'anse de fil et on la retire par l'autre bout.

Méthode américaine. — On pourrait réduire à trois les principaux procédés de la méthode dite américaine :

1° L'intégrité de la paroi vésicale, qui ne doit pas être traversée par les instruments ;

2° L'avivement, largement pratiqué, de la paroi vaginale, en ménageant la vessie ;

3° L'emploi des sutures métalliques et leur multiplicité.

La position à donner à la femme a été l'objet de certaines divergences d'opinion ; quelques chirurgiens la mettent à genou sur les coudes.

Voici comment on peut résumer la façon d'opérer lorsqu'on veut agir suivant la méthode américaine :

La malade est placée sur les coudes et les genoux, la paroi postérieure du vagin est élevée et refoulée autant que possible en arrière, au moyen d'un spéculum métallique en forme de gouttière profonde, muni d'un manche recourbé et très long, qu'un aide peut tenir à pleine main. Cette cuillère étant métallique et polie, réfléchit une certaine quantité de lumière sur la paroi antérieure du vagin sur laquelle on va opérer.

On procède alors à l'avivement en saisissant les tissus à l'aide de pinces à dents de souris, et en les divisant soit avec un bistouri, soit avec des ciseaux appropriés; l'avivement ne doit pas intéresser les parois vésicales, mais il doit comprendre toutes les parties cicatricielles de la muqueuse vaginale et être pratiqué avec le plus grand soin, quel que soit le temps qu'il réclame ; car de sa bonne exécution dépend le succès.

Pour placer les fils de suture, on se sert de l'aiguille courbe ordinaire, mais les fils métalliques n'y sont pas passés directement ; chaque aiguille est armée d'un fil de soie double, dont l'anse laissée à l'extérieur devra recevoir le fil d'argent et l'entraîner à son tour. L'aiguille étant, d'ailleurs, montée sur un porte-aiguille à l'ordinaire, l'opérateur la plonge à environ 5 millimètres du bord de la surface avivée, la pousse obliquement, de manière à la faire sortir près de la muqueuse vésicale, sans y toucher, et lui fait trouver l'autre lien de la division en sens inverse ; il faut soutenir la cloison vaginale dans le point qui va être traversé. On place ainsi un nombre suffisant de fils de soie, à 4 ou 5 millimètres de distance, en prenant soin qu'ils soient tous également espacés.

A mesure que chaque fil de soie est passé, on en confie les chefs à un aide, et quand tous sont en place, on s'occupe d'engager dans leurs anses les fils métalliques, que l'on entraîne l'un après l'autre dans les tissus, en retirant les premiers.

Pour rapprocher les bords de la plaie, Boreman a construit un instrument spécial, dit *ajusteur de la suture*. C'est une longue tige d'acier surmontée d'un petit disque aplati, percé d'un trou à son centre ; dans ce trou, il engage les deux bouts de chaque fil, et tandis qu'il les tend de la main gauche, il fait glisser le disque jusque sur la plaie, de manière à en procurer l'affrontement exact et à imprimer aux fils la forme d'un anneau qu'il ne s'agit plus que de serrer. Alors on prend deux ou trois petites lames de plomb, de 1 millimètre d'épaisseur, taillées à peu près de l'étendue et de la forme que devra offrir la plaie affrontée, déprimée au centre pour ne pas presser sur les liens de celle-ci ; c'est ce qu'il appelle le bouton. Il le perce d'autant de trous qu'il y a de points de suture, fait passer par chaque trou les deux chefs de chaque anse et pousse la plaque jusqu'au contact de la paroi vaginale, sur laquelle il l'ajuste avec un crochet spécial.

Enfin, faisant couler sur les fils des anneaux de plomb, il les pousse jusque sur la plaque, les écrase avec une pince, replie ensuite le fil de chaque côté et les coupe. Sonde dans la vessie.

Les fils ne doivent être enlevés qu'au bout de neuf à dix jours. A cet effet, la malade est placée comme pour l'opération. A l'aide de longs ciseaux courbes, on coupe les fils au delà de l'anneau de plomb ; la plaque est alors retirée, et après avoir redressé avec de longues pinces plates les bouts saillants des fils, on les attire au dehors. La malade doit garder le lit et la sonde encore douze jours.

L'opération de la fistule vésico-vaginale n'est pas grave. Follin ayant fait une statistique de soixante cas, a eu trente-neuf guérisons primitives, treize après deux ou plusieurs opérations, et enfin sept fistules rebelles.

C'est en s'appuyant sur ce mode de connexion du bas-fond de la vessie avec le vagin et l'utérus, que Jobert a institué ces opérations de cystoplatie par locomotion, dans les cas de fistules vésico-vaginales larges et profondes, réputées avant lui incurables. Ayant observé que le principal obstacle à la réunion était le tiraillement exercé par les tissus des lèvres de la plaie sur la suture, il imagina de diviser le cul-de-sac du vagin à son union au col et, après avoir pénétré dans l'espace précédemment décrit, à disséquer et isoler le bas-fond de la vessie, de manière à faire cesser le tiraillement exercé sur la lèvre postérieure de la fistule. Il suit de ces rapports que le bas-fond de la vessie est bien plus facile à isoler chez la femme que chez l'homme. L'état des parois vésicales peut même être apprécié à un point tel, que Franck a avancé que si l'exploration par le vagin déterminait en un point une douleur cuisante, à ce niveau existait une ulcération vésicale. La taille, la ponction vaginale sont également faciles. Mais, par contre, ces rapports nous expliquent la fréquence de la cystocèle vaginale, des fistules vésico-vaginales déterminées, soit par l'accouchement, soit par des lésions organiques, qui, nées le plus souvent dans le col utérin, gagnent avec la plus grande facilité des parties si voisines.

§ 5. — SOMMET DE LA VESSIE

C'est une région mal limitée ; lorsque la vessie est vide, son sommet serait uniquement formé par le point d'implantation de l'ouraque. A mesure que la vessie se distend, cette région se constitue par des emprunts aux régions latérales antérieure et postérieure ; aussi quelques auteurs lui donnent-ils pour limite antérieure toute la portion qui tapisse le péritoine, en se réfléchissant de la paroi abdominale sur la vessie. Ceci nous conduirait à admettre que la face antérieure de la vessie ne se trouve pas en rapport avec le péritoine. Nous ne serons pas aussi généreux à l'égard du sommet de la vessie, et, sans chercher à établir une nouvelle limite artificielle, qui n'aurait que bien peu d'importance au point de vue chirurgical, nous allons étudier ses rapports avec l'ouraque, qui doit être regardé comme une de ses dépendances.

Appliqué d'abord contre la face postérieure de la symphyse, le sommet de la vessie s'éloigne graduellement de la paroi abdominale, à mesure qu'il s'élève ; l'enveloppe que lui fournit le péritoine est d'autant plus complète que la vessie est plus distendue ; il est en rapport avec les circonvolutions de l'intestin grêle, et ce rapport permet de préciser sa position exacte, car la percussion de la vessie donne un son mat, qui tranche nettement avec la sonorité de l'intestin. Dans les cas de surdistension, on voit le sommet de la vessie dépasser l'ombilic. De la partie moyenne de cette région supérieure se détache l'ouraque. Lorsque la vessie est vide, il s'étend verticalement jusqu'à l'ombilic ; à mesure que le réservoir urinaire se distend et s'élève, l'ouraque se détache de la paroi abdominale et, entraînant le péritoine, le soulève en lui faisant former un repli à peu près semblable, quoique moins prononcé, à celui que forme la veine ombilicale : on l'a même désigné sous le nom de *petite faux du péritoine*. Enfin, la distension est-elle plus grande encore, l'ouraque se déprime de façon à décrire une courbe à concavité supérieure.

L'ouraque, dont les fonctions se rapportent aux premiers temps de la vie intra-utérine, diffère beaucoup avant et après la naissance. Dans les premiers mois de la vie fœtale, il représente un canal étendu entre la vessie et l'allantoïde en passant par l'ombilic, accompagné par les artères ombilicales. Vers le sixième ou septième mois de la vie fœtale, il commence à s'oblitérer de l'allantoïde vers l'ombilic. Quant à sa portion abdominale, il n'est pas fort rare de la trouver perméable à l'époque de la naissance, du moins dans une partie de son étendue. On a vu des fistules urinaires ombilicales dues à la persistance de la perméabilité de l'ouraque : Dupuytren, Bréand, Richet, etc., etc., en rapportent des exemples. De même que tous les organes devenus inutiles, l'ouraque tend à disparaître.

Il se transforme en un cordon fibro-élastique au milieu duquel on rencontre quelques fibres élastiques musculaires de plus en plus nombreuses à mesure que l'on se rapproche de la vessie.

Plus tard, l'ouraque se rétracte et n'adhère plus à l'ombilic que par quelques fibres celluleuses.

§ 6. — COL DE LA VESSIE.

Le grand nombre de travaux dont il a été l'objet s'explique par son importance, non-seulement au point de vue physiologique, mais sous le rapport chirurgical. Nous étudierons successivement ses limites, sa situation et ses rapports. Nous verrons plus loin quels sont ses diamètre, sa structure et ses fonctions.

DÉLIMITATION DU COL DE LA VESSIE. — Déjà, sur ce premier point, nous trouvons bien des divergences d'opinion. Pour Galien et pour les nombreux anatomistes qui acceptèrent avec tant de scrupule toutes ses allégations, on devait désigner sous le nom de col de la vessie toute la partie rétrécie parcourue par l'urine, depuis sa sortie du réservoir vésical jusqu'à son expulsion au dehors. Par conséquent, pour ces auteurs, le col de la vessie comprenait tout le canal de l'urèthre, et s'étendait de la vessie jusqu'au méat. Depuis cette époque, on retrancha successivement au col de la vessie, tel que le comprenait Galien, d'abord la portion pénienne de l'urèthre, puis sa portion bulbeuse, puis enfin sa portion membraneuse. Il ne restait alors au col de la vessie que l'orifice inférieur du réservoir urinaire, plus la totalité de la portion prostatique de l'urèthre. C'était ainsi que le comprenait Velpeau et, ainsi que nous le dirons dans un instant, la manière la plus pratique de l'envisager. Quoi qu'il en soit, Bichat, allant plus loin, considère le col de la vessie comme étant simplement l'orifice vésical de l'urèthre ; cette dernière détermination a été presque universellement acceptée. En effet, la plupart des données anatomiques et physiologiques viennent corroborer l'opinion de ce célèbre médecin.

Cependant, au point de vue chirurgical, il nous semble permis de l'envisager autrement. Lorsqu'un calcul doit sortir de la vessie, il rencontre un obstacle considérable qui tient à la présence, autour du canal, de la glande et des tissus fibro-musculaires qui l'environnent. Lorsqu'en médecine opératoire on ouvre le col de la vessie, ce ne sont pas seulement la membrane muqueuse et les fibres musculaires du sphincter que l'on divise, mais encore l'anneau glandulaire qui l'entoure, au point d'en faire presque partie intégrante. Il y a donc à l'origine de l'urèthre une petite région qu'on intéresse toujours dans les tailles périnéales et qui, dans une étude chirurgicale de la vessie, ne saurait être passée sous silence. Aussi diviserons-nous le col de la vessie en deux parties :

1° Le col anatomique, c'est-à-dire le point de fusion du canal de l'urèthre avec la cavité vésicale; l'existence de ce col étant surabondamment démontrée par la présence d'un sphincter, la différence des épithélium, etc.;

2° Le col chirurgical comprenant tout le canal prostatique; car, en médecine opératoire, il faut tenir compte tout autant de cette portion prostatique que du col vésical lui-même.

Situation et rapports du col de la vessie. — Le col de la vessie se trouve embrassé par la prostate, avec laquelle il se confond par la fusion des fibres musculaires et des veines communes à ces deux organes. L'entrée de la vessie dans la prostate, c'est-à-dire le col anatomique de la vessie, pénètre dans la base de la prostate à l'union de son quart antérieur avec les trois quarts postérieurs; la presque totalité de la glande se trouve donc située en arrière du col; une lamelle de substance glandulaire, dite *lobe moyen de la prostate*, par Home, et remarquable surtout par le développement considérable qu'il acquiert chez quelques vieillards, sépare l'orifice vésical des conduits éjaculateurs et du sommet des vésicules séminales. Un grand nombre de rétentions d'urine tiennent, chez les vieillards, à cette hypertrophie du lobe moyen de la prostate. En effet, soulevant la demicirconférence inférieure du col vésical, elle forme une sorte de luette, qui joue le rôle d'une soupape aussi malheureusement placée que possible au point de vue du fonctionnement de l'organe; car, s'ouvrant de bas en haut, elle s'applique sur l'orifice vésical du canal de l'urèthre avec d'autant plus de force que la vessie est plus complétement distendue par l'urine. En avant, le col de la vessie répond à cette portion de la prostate, assez peu considérable d'ailleurs qui se trouve située au-dessus du canal de l'urèthre, au plexus veineux de Santorini, et cette veine qui, de la face antérieure de la vessie descend sur le col pour concourir à la formation du plexus, aux ligaments antérieurs de la vessie, se détachant de cet organe pour se fixer sur la face postérieure du corps du pubis ; enfin, à la face postérieure du corps du pubis et de la symphyse.

Sur les côtés, le col de la vessie répond aux parties latérales de la prostate, aux aponévroses pubio-prostatiques et aux plexus veineux qui embrassent cette glande et, sur un plan plus éloigné, aux fibres du releveur de l'anus dont un grand nombre viennent se continuer avec les fibres longitudinales de la vessie.

Chez la femme, l'absence de la prostate, la présence du vagin et de l'utérus modifient profondément ces rapports. En avant, le col de la vessie se trouve plus rapproché de la symphyse pubienne ; en arrière, il s'applique sur la paroi antérieure du vagin, rapport dont nous ferons ressortir toute la valeur au point de vue des fistules vésico-vaginales.

Étudions maintenant séparément les deux cols dont nous avons admis l'existence.

1° Col anatomique. — Il est essentiellement constitué par des fibres disposées en anneaux au point de jonction de l'urèthre avec la vessie; fibres destinées à isoler complétement ces deux organes, destinées à permettre l'accumulation de l'urine dans la vessie et son expulsion intermittente sous l'influence de la volonté; fibres ayant encore pour résultat de s'opposer à ce que, lors de l'arrivée du sperme dans la cavité uréthrale au moment de l'éjaculation, ce liquide puisse remonter dans la vessie et prendre ainsi une autre voie que celle du canal de l'urèthre.

Ce muscle est depuis bien longtemps l'objet de vives controverses; le vague et l'incohérence des descriptions que l'on en donne prouve que, malgré leur assurance, on n'a guère vu la disposition anatomique de cette région de la vessie. Cette difficulté tiendrait, d'après certains auteurs, d'une part, à ce que les fibres musculaires lisses n'y sont point réunies en faisceaux distincts séparés par des lamelles de tissu conjonctif, ainsi que cela a lieu pour les autres muscles; d'une autre part, à ce que le sphincter se continue en dehors, sans ligne de démarcation avec la prostate. Son existence a même paru douteuse à un certain nombre d'anatomistes; il existe cependant, il est constant, très développé, très manifeste si on l'étudie au microscope; mais sa préparation est difficile.

Voici au surplus quelques opinions : « Les fibres circulaires de la vessie constituent à ce niveau, dit Cruvelhor, un anneau extrêmement résistant dont la portion la plus épaisse, mesurant jusqu'à 1 centimètre, répond à l'orifice vésical, l'urèthre, et va en s'amincissant en haut, où il se continue avec les fibres circulaires du trigone, et en bas, où il entoure la portion prostatique de l'urèthre. » — Garvajaz considère le sphincter comme indépendant des fibres musculaires de la vessie, et pour lui, il est constitué par les fibres les plus élevées de ce qu'il appelle l'orbiculaire de l'urèthre, étendu depuis les racines des corps caverneux jusqu'à la vessie.

Dolbeau va plus loin encore: il admet, comme pour le rectum, un sphincter externe formé par les fibres uréthrales décrites par Garvajaz, et un sphincter interne à fibres indépendantes réunies autour du col vésical.

D'après Sappey, le sphincter revêt la forme d'un large anneau qui embrasse le col de la vessie et toute la moitié postérieure de la portion prostatique de l'urèthre. Sa face externe répond en bas et de chaque côté à la prostate, dont aucune ligne de démarcation ne la sépare et à laquelle elle adhère intimement; en haut, elle est recouverte par les fibres longitudinales antérieures de la vessie, qui la croisent à angle droit et lui sont très unies. Sa surface interne répond aux fibres longitudinales de l'urèthre et à la muqueuse uréthrale. En haut, il se continue avec les fibres musculaires de la vessie. En bas, il arrive jusqu'à l'extrémité postérieure du verumontanum.

Sa largeur est de 10-12 millimètres et son épaisseur de 3-4 au niveau du col vésical; mais, à mesure que l'on approche du verumontanum, cette épaisseur diminue un peu. Lorsqu'on examine le col anatomique du côté de la vessie, il se présente sous la forme d'un orifice auriculaire circonscrit par un bourrelet muqueux; cette structure se déforme avec l'âge, avec les maladies et permet facilement l'introduction du petit doigt. Cet orifice visical de l'urèthre est situé à 3 centimètres en arrière de la symphyse pubienne et à 2 centimètres au-dessus de la ligne coccy-pubienne.

2° Col chirurgical. — Nous avons dit qu'il comprenait cette portion des voies urinaires étendu du col anatomique à la portion membraneuse de l'urèthre. Nous pouvons lui considérer deux orifices : l'un supérieur, que nous avons étudié, car il se confond avec le col chirurgical anatomique de la vessie, et n'est autre que lui; l'autre inférieur, il est assez mal indiqué, correspond à peu près au sommet de la prostate et par conséquent à l'origine de la portion membraneuse de l'urèthre; il est placé à 1 centimètre au-dessus de l'aponévrose de Carcassonne.

La cavité du col chirurgical de la vessie, qui n'est autre que la cavité du *canal du golfe des prostates*, comme le disait Lecat, n'existe guère qu'à l'état virtuel; il se trouve plus rapproché de la paroi antérieure que de la postérieure. Sa forme n'est pas cylindrique; enflée vers sa partie moyenne, elle a celle d'un faisceau; cette cavité se resserre comme si elle était constituée par deux parois, l'une antérieure et l'autre postérieure; elle a normalement 12 millimètres de diamètre et peut en acquérir par la dilatation 15 à 16; au delà il y a déchirure. Son axe décrit une courbe à concavité dirigée en haut et en avant, courbure peu prononcée chez les hommes jeunes, mais qui augmente avec les progrès de l'âge.

Les parois du col sont constituées d'abord et 1° par la membrane muqueuse qui présente sur la paroi postérieure une saillie médiane, antéro-postérieure de 12 à 14 millimètres de longueur, arrondie en arrière, effilée à sa partie antérieure; c'est la crête uréthrale du verumontanum dont le sommet se trouve creusé d'une excavation infundibuliforme dite *utercule prostatique*; de chaque côté du verumontanum on rencontre l'embouchure des conduits éjaculateurs, pertuis circulaires souvent peu visibles; et enfin deux petites gouttières latérales, l'une droite, l'autre gauche, dirigées de haut en bas et d'arrière en avant, sur lesquelles viennent s'ouvrir les principaux conduits excréteurs de la prostate; 2° par une couche de fibres musculaires longitudinales; 3° par la place des fibres circulaires de l'urèthre, dont l'anneau supérieur est bien distinct; ces fibres sont lisses, tandis que celles du sphincter vésical sont striées; 4° par une deuxième couche de fibres longitudinales; 5° par le tissu glandulaire et la prostate qui entoure complètement le col; 6° par des fibres musculaires entrecroisées et par de nombreux lacis veineux.

L'épaisseur des parois de ce canal doit être étudiée avec soin; car on sait toute l'importance que plusieurs chirurgiens attachent à ne pas en dépasser les limites lorsqu'ils cherchent, par une incision, à suppléer à l'insuffisance de la dilatation. Pour la déterminer, il suffit de déterminer les divers rayons qui s'étendent de la face interne du canal à la périphérie de la glande. Parmi ceux-ci, les plus longs répondent à l'union du quart supérieur avec les trois quarts inférieurs de la glande; mais, en réalité, ils diffèrent très peu de ceux de la base.

Le médian antérieur, 5 millimètres ;

Le médian postérieur, 17 millimètres environ ;

Transversal, 15 millimètres ;

L'oblique en bas et en dehors, 23 millimètres.

D'après Senn, de Genève, le diamètre transversal aurait 20 millimètres ; le diamètre oblique, 22-25 ; le diamètre médian postérieur 15-18.

D'après Dolbeau, le diamètre transversal aurait 13 millimètres ; le rayon oblique en bas, 18.

En prenant une moyenne entre ces diverses dimensions, nous pouvons apprécier l'étendue et la largeur du trajet que se créera le chirurgien par l'incision de la prostate dans toute son épaisseur.

Or, nous voyons que, même en incisant en bas et en dehors, on peut calculer que la circonférence du canal de la prostate divisée n'aura guère que 70 millimètres, c'est-à-dire un diamètre de 24 millimètres.

Or, un calcul de ce diamètre ne pourrait en être extrait, car il faut tenir compte des dimensions de l'instrument : ainsi, un calcul de plus de 2 centimètres d'épaisseur ne pourra être retiré sans sortir des limites de la glande.

Pour se donner plus de champ, Dupuytren a conseillé d'inciser la prostate en dehors et en arrière des deux côtés, et après l'avoir préalablement dilatée ; on obtiendra ainsi une circonférence de 108 millimètres, par laquelle passera un calcul de 36 millimètres de diamètre.

Senn a conseillé de diviser la glande obliquement à gauche et transversalement à droite ; mais, par ce procédé, on n'arrive même pas à une circonférence de 108 millimètres, qui est donnée par la taille bilatérale de Dupuytren.

Aussi, Malgaigne, Richet, Dolbeau, pensent-ils que, dans les tailles latérales ou bilatérales, il convient de diviser dans toute son épaisseur non-seulement la prostate, mais aussi son aponévrose, ainsi que les nombreux plexus veineux. (Diamètre du col et ponctions du col, voir page 53.)

A l'étude que nous venons de faire du col de la vessie se rattache celle de plusieurs altérations pathologiques, ainsi que des procédés opératoires.

Valvules du col de la vessie. — Tous les obstacles au cours de l'urine, que l'on rencontrait au niveau du col vésical furent, jusqu'à M. Mercier, considérés comme des hypertrophies du lobe moyen de la prostate. Le premier, il a distingué dans ces obstacles, tantôt de simples replis de la muqueuse, le plus souvent une altération, une hypertrophie, une contracture des fibres musculaires du col vésical, fibres disposées en forme d'anses dont les deux extrémités se trouveraient sur les côtés, et la partie moyenne au milieu ; leur contraction ramenant en haut et en avant la paroi postérieure et inférieure du col vésical, forme momentanément une soupape qui ferme l'urèthre et s'oppose à la sortie de l'urine ; des contractions souvent répétées font passer la soupape à l'état permanent, d'où la valvule.

La miction est d'autant plus gênée que la valvule est plus développée; il peut y avoir rétention complète.

Il existe en même temps de la douleur au niveau du col de la vessie, des élancements à l'extrémité de la verge. Pour Mercier, ce signe serait beaucoup plus fréquent dans les valvules du col, que dans les cas de calcul. Après la miction, il reste une certaine quantité d'urine dans la vessie, ce qui ne tarde pas à produire du catarrhe. Une sonde détermine de la douleur à son passage au niveau du col. Pour constater leur présence, Mercier se sert d'un cathéter spécial: c'est une tige métallique de 5 à 6 millimètres de diamètre, longue de 35 centimètres, droite dans presque toute sa longueur, courbée selon un angle de 100 à 110 degrés, à 12 ou 16 millimètres de son extrémité vésicale; l'extrémité externe de l'instrument présente une plaque polygonale perpendiculaire à la direction de son bec.

Lorsqu'elle arrive au col de la vessie, c'est par sa face dorsale que le bec se prérente à l'espèce de soupape qui ferme cet orifice; on fera le diagnostic par l'espèce d'arrêt qu'éprouvera le bec du cathéter; il faut lui imprimer un mouvement d'ascension pour surmonter la tumeur.

Mais nous croyons à peine à la possibilité d'un tel diagnostic.

On a cherché à les combattre par la compression, à laquelle on a renoncé;

Par la cautérisation, qui a obtenu quelques succès, mais qui a été remplacée par l'incision, pratiquée à l'aide d'instruments spéciaux que nous ne pouvons pas décrire ici.

VARICES DU COL DE LA VESSIE. — Les relations nombreuses qui existent entre les plexus vésicaux, ceux de Santorini et les plexus latéraux de la prostate, nous expliquent les relations morbides qui existent entre les veines afférentes de ces différents réservoirs.

Pendant longtemps on a méconnu l'existence d'hémorrhoïdes au niveau du col vésical; aujourd'hui, elles ne font doute pour personne.

Rien n'est aussi fréquent que de rencontrer, chez des vieillards qui ont succombé à une affection quelconque des voies urinaires, un cercle bleuâtre soulevant la membrane muqueuse du col vésical, cercle sur lequel viennent se jeter, comme autant de franges, de nombreuses veines qui, partant de la muqueuse vésicale par des troncs imperceptibles, augmentent graduellement de volume, à mesure qu'elles se rapprochent du col. Si, d'une autre part, on connaît la facilité avec laquelle les hémorrhoïdes rectales s'effacent après la mort, pour reparaître aussitôt qu'une injection est poussée dans les veines hémorrhoïdales, on sera en droit de considérer ces sinuosités bleuâtres que nous venons de décrire au niveau du col de la vessie, comme ayant été, pendant la vie, de véritables dilatations variqueuses entraînant à la fois des hématuries et des rétentions d'urine.

Les causes qui président à leur développement sont d'abord toutes les causes des hémorrhoïdes : position déclive, diathèses, gêne dans la circulation, et surtout certaines, telles que le rhumatisme.

Nous pensons, en outre, que le développement de la prostrate, chez un grand nombre de vieillards, en gênant la circulation veineuse du bas-fond de la vessie, doit être une cause puissante des varices du col.

Taille médiane. — Cette méthode paraît avoir été le premier des procédés réguliers par lequel les chirurgiens cherchèrent à extraire une pierre de la vessie; mais elle était tombée dans un tel discrédit, que Velpeau la mentionne à peine et que Malgaigne réduit à deux les procédés de taille périnéale; à savoir : la taille latérale et la taille bilatérale. Depuis peu de temps, Allarton, en Angleterre, Dolbeau, en France, l'ont remise en honneur.

On a coutume de rapporter l'honneur de son invention à Marianus Sanctus; Franco et Ambroise Paré la vulgarisèrent en France. Elle comprenait à cette époque quatre temps principaux :

1° Introduire un cathéter cannelé dans la vessie ;

2° Faire sur ce cathéter une incision longitudinale de toutes les parties molles du périnée jusqu'à la paroi inférieure de l'urèthre inclusivement ;

3° Dilater à la fois le canal uréthral dans sa portion prostatique et le col de la vessie ;

4° Extraire la pierre.

Ces différents temps présentaient, il est vrai, de nombreuses imperfections. Ainsi, Marianus sectionnait la bulbe de l'urèthre. Le dilatateur, composé seulement de deux branches qui devaient s'écarter d'une façon parallèle, était tellement imparfait que, presque à coup sûr, il produisait une déchirure de la portion prostatique de l'urèthre. Aussi Franco et A. Paré recommandaient-ils de ne recourir à son emploi qu'à la dernière extrémité, et ils conseillèrent déjà de briser la pierre dans la vessie. Malgaigne a reproduit, dans son édition d'A. Paré, la figure des brise-pierres employés à cette époque.

Quoi qu'il en soit, la taille médiane était à cette époque fort peu employée, ce qui se conçoit aisément, lorsqu'on songe qu'elle intéressait le bulbe, déchirait la prostate, le col de la vessie, etc. Aussi fut-elle abandonnée pour la taille latéralisée.

Enfin, il faut arriver au commencement de ce siècle pour voir apparaître la taille médiane. C'est Guérin, de Bordeaux, qui, au lieu d'un dilatateur brusque, après avoir incisé le canal de l'urèthre, introduit dans sa portion prostatique et dans le col une tige sèche de carotte, renouvelée plusieurs jours de suite, jusqu'à ce que la dilatation soit suffisante.

Puis, vinrent les procédés de Vacca-Berlinghieri, de Civiale, de Bouisson, qui ne diffèrent guère de ceux que nous venons d'indiquer. Ce dernier insista vivement sur l'ancienne pratique d'A. Paré, c'est-à-dire, sur la combinaison de la taille et de la lithotritie périnéale; sa mortification consistait à faire une incision aux téguments du périnée qui, commencée à 3 ou 4 centimètres au devant de l'anus, se termine à 1 centimètre de cette ouverture, avec cette précaution d'inciser à gauche du raphé périnéal; ce qui, d'après l'auteur, permettait plus sûrement d'éviter la lésion du bulbe et celle des conduits éjaculateurs.

En 1849, Bouisson publiait, dans la *Gazette médicale* de Gand, un mémoire sur la lithotritie par les voies accidentelles; il utilisait les fistules de la portion membraneuse de l'urèthre pour dilater la portion prostatique du canal et le col vésical, afin de préparer une voie commode aux lithotriteurs.

Pendant ce temps, Manzoni, à Vérone, Borsa et Rizzoli, en Italie, Allarton, en Angleterre, expérimentaient le procédé de la boutonnière pratiquée à la portion membraneuse, combinée avec la dilatation et la portion prostatique du canal de l'urèthre et du col de la vessie.

Voici quel est le procédé d'Allarton. Un cathéter cannelé sur sa convexité ayant été introduit dans la vessie, le patient est placé à la manière habituelle. Alors le chirurgien introduit le doigt indicateur gauche dans le rectum et reconnaît le bec de la prostate, contre lequel il appuie; le but de cette manœuvre est de permettre à l'opérateur d'apprécier la distance de la prostate à la surface du périnée, et de donner un guide au bistouri qui, de la sorte, n'est pas exposé à blesser le rectum. Ce bistouri, droit et solide, pénètre *par ponction* dans le périnée, un demi-pouce au-dessus de l'anus, sur la ligne médiane, dans une direction telle qu'il puisse rencontrer la rainure du cathéter au niveau du bec de la prostate. Une *petite* incision en haut est faite dans la rainure du cathéter, et le bistouri est relevé en sortant de la plaie, de façon à agrandir l'incision du périnée. Un long stylet à extrémité mousse est alors introduit dans la vessie, le long de la cannelure du cathéter, qui est ensuite retiré. Le stylet sert, à son tour, de conducteur au doigt indicateur gauche, qui dilate le canal de l'urèthre et le col de la vessie. La dilatation opérée, des tenettes vont saisir le calcul qui est brisé, si son extraction offre quelques difficultés.

Allarton a tort, suivant nous, d'arriver à la portion membraneuse de l'urèthre par une simple ponction du périnée; car, même avec l'aide du doigt introduit dans le rectum, on arrive moins sûrement par la ponction que par des incisions méthodiques à éviter la lésion du bulbe et du rectum.

Mais il faut approuver Allarton de remplacer le cathéter par un simple bistouri boutonné avant l'introduction du doigt; il est évident que la présence du cathéter nuit à la dilatation régulière.

Voilà donc encore le principe de la lithotritie périnéale nettement posé, et voici Dolbeau qui donne à son exécution toute la précision qu'on peut désirer.

Taille périnéale. — L'étude que nous venons de faire des rapports du bas-fond et du col de la vessie nous expliquent comment les premières tentatives des chirurgiens pour l'extraction des calculs se dirigèrent vers ces régions du réservoir urinaire. La multiplicité et l'importance des organes accumulés dans cet étroit espace qui constitue le périnée, nous expliquent également la diversité des trajets, le nombre des instruments dont les opérateurs se sont servis pour arriver à résoudre sans trop de danger ce difficile problème.

En somme, aujourd'hui la taille périnéale, quel que soit le procédé auquel on ait recours, se résume à ceci : 1° Mettre un cathéter dans l'urèthre; 2° Faire une incision au périnée, en ménageant le plus possible les organes importants ; 3° Rechercher l'urèthre au voisinage du col de la vessie ; 4° Dilater ou inciser l'orifice interne et l'urèthre ; 5° Extraire la pierre.

Quoi qu'il en soit, en négligeant à dessein une foule de petits procédés qui n'ont souvent de nouveau que le nom de l'inventeur, nous réduirons la taille périnéale à trois grands procédés :

1° Taille latérale ; 2° Taille bilatérale ; 3° Taille médiane.

Nous étudierons dans un chapitre spécial la lithotritie périnéale.

Taille latérale. — Elle a eu une bien grande vogue, et sa réputation a duré longtemps ; elle renversa complètement ce dangereux procédé, connu sous le nom de *petit appareil* dans lequel le chirurgien pénétrait directement dans la vessie par une ponction ou une incision pratiquée, sans règle précise, à travers le périnée.

Voici quels sont les moyens de la pratiquer : Et d'abord doit-on faire cette taille à toute époque de l'année, dans n'importe quelle condition, du côté de la vessie ?

Il faudrait bien s'en garder ; et ce que nous allons dire, nous le pensons pour toutes les tailles.

Les anciens lithotomistes choisissaient le printemps pour leurs opérations ; ils n'opéraient pas les calculeux en tant que ceux-ci ne souffraient point de leurs calculs ; il fallait que la pierre gênât les malades : alors seulement ils la trouvaient mûre.

Le printemps ou toute autre saison, peu nous importe ; mais les conditions auxquelles nous tenons absolument sont : la pratique de l'opération à la campagne ou dans une petite ville, jamais dans un hôpital.

Des soins de propreté excessifs et qui paraîtraient assurément puérils aux gens qui ne partagent pas nos idées sur la pathogénie et la contagion de l'infection purulente.

Le chirurgien doit, lorsqu'il pratique son opération et qu'il visite son malade, n'avoir vu aucun blessé auparavant, ou bien y aller avec d'autres vêtements, après s'être lui-même lavé les mains à l'alcool.

Quant à attendre que le calculeux souffre de la vessie, c'est, à notre sens, une mauvaise pratique, car l'intégrité de la vessie diminue les chances de mort.

Manuel opératoire. — On a évacué le rectum et fait raser le périnée. On dispose sur un plateau recouvert d'un linge : 1° des bandes de laine ou de toile, pour attacher le malade ; 2° des cathéters ; 3° des sondes d'argent et de gomme ; 4° des bistouris droits, convexes et boutonnés ; 5° le lithotome de Dupuytren ; 6° un gorgeret mousse et une curette ; 7° des tenettes ; 8° un ou plusieurs brise-pierres ; 9° un litholabe, un percuteur de Heurteloup ; 10° une seringue à injection, une canule à chemise, pour arrêter l'hémorrhagie, de la charpie, des compresses, et un bandage en T double.

Le malade est couché sur un lit élevé et solide, la tête un peu relevée, le bassin sur le bord du lit et le dépassant même légèrement; les cuisses et les jambes sont fléchies sur le bassin ; deux aides maintiennent les genoux fléchis et écartés. Si on ne dispose que de quelques aides, on peut attacher avec des lacs le pied et la main de chaque côté du malade; pour cela, on a des bandes de laine de 4 mètres.

Chacune est pliée en deux et disposée de manière à offrir un nœud coulant dans son milieu ; on y fait passer la main du malade, et l'on serre le nœud coulant au côté externe du poignet.

La main, embrassant alors le pied correspondant, par son côté externe, le pouce au-dessus, les doigts sous la plante, on fait passer un des chefs des lacs de dehors en dedans, sur le pouce et le dos du pied, on le ramène de dedans en dehors sur le tendon d'Achille et de manière à former des huit de chiffre embrassant, d'une part, le pied et la main, et de l'autre, la partie inférieure de la jambe et du poignet.

Tout étant ainsi disposé, le chirurgien, placé entre les jambes du malade, introduit le cathéter, cherche la pierre, et en fait constater la présence par un ou plusieurs assistants. C'est là une précaution capitale!

Le cathéther étant placé dans une direction perpendiculaire à l'axe du corps, est confié au plus important des aides, qui en incline la plaque vers l'aine droite du malade et le maintient dans cette position ; il saisit le scrotum de la main qui tient le cathéter.

Le chirurgien, assis, debout, ou même un genou fléchi en terre, placé, en un mot, dans la position qui lui semble la plus commode, tend les téguments du périnée, entre le pouce et l'index, et, à l'aide d'un bistouri convexe, qu'il tient de la main droite, il fait à la peau une incision qui commence sur le raphé périnéal, à 3 centimètres environ au devant de l'anus, et finit à la partie moyenne d'une ligne étendue de l'anus au sommet de la tubérosité sciatique. Cette incision divise la peau et le tissu cellulaire graisseux, assez abondant en ce point.

Le chirurgien recherche alors le cathéter qui se trouve dans l'urèthre, a l'aide de l'index gauche qu'il porte dans la plaie; quand il sent nettement sa présence et qu'il n'en est séparé que par une faible épaisseur de parties molles, il retourne le doigt de manière que son bord radial regarde en bas et que l'ongle s'enfonce dans la cannelure du cathéter. Un bistouri droit, prenant un point d'appui sur cet ongle, se trouve dirigé par lui jusque dans la cannelure du cathéter ; pour cela sa pointe divise la partie inférieure du canal de l'urèthre; la main du chirurgien a alors conscience du contact de deux instruments. Alors on fait basculer le manche du bistouri sur l'ongle qui sert de guide, et de cette façon on incise l'urèthre dans une certaine étendue.

Cette incision doit avoir 2 centimètres environ et ne comprendra que la portion membraneuse; on rejette autant que possible le bulbe à droite; mais, c'est là un des graves inconvénients de cette taille, il n'est point rare de l'intéresser.

Grâce à cette incision, la cannelure du cathéter est mise à nu; on saisit alors le lithotome, les trois doigts placés au-dessous du manche, le pouce en dessus, l'indicateur allongé sur la tige, et on fait glisser son extrémité sur l'ongle jusque dans la cannelure du cathéter, de manière à sentir le frottement métallique de deux instruments.

Alors on prend de la main gauche la plaque du cathéter et l'on élève cet instrument sous l'arcade du pubis, en poussant l'extrémité du lithotome de bas en haut, pour le tenir toujours appliqué contre la cannelure du cathéter.

Le mouvement simultané des deux instruments de bas en haut est de la plus haute importance; la paroi supérieure de l'urèthre, soulevée et écartée de l'inférieure, ouvre ainsi au lithotome une voie plus libre pour pénétrer dans le canal.

En ce moment, le chirurgien amène un peu à lui la plaque, en même temps qu'il pousse le lithotome et le fait glisser dans la cannelure du cathéter jusqu'au cul-de-sac qui la termine ; là, il s'en dégage, cherche la pierre avec le bout du lithotome et sûr, par le contact, qu'il est dans la vessie, il retire le cathéter.

Il ne reste plus alors qu'à diviser le col de la vessie et la prostate, ce qui est l'affaire du lithotome.

Pour cela, il en porte la tige sous l'arcade pubienne, en lui imprimant pourtant un léger mouvement de torsion sur son axe, de façon à ce que le tranchant de la lame ait la direction de la plaie extérieure; puis, pressant sur la queue de la lame au point de l'appliquer contre le manche de l'instrument, il retire à lui l'instrument ouvert dans une direction parfaitement horizontale, jusqu'à ce qu'il juge, à la longueur dont il est sorti de la plaie et au défaut de résistance, qu'il a complètement divisé la prostate, et il achève de le retirer en baissant le poignet, pour ne pas diviser trop profondément le tissu adipeux qui avoisine le rectum.

Les voies sont ouvertes au calcul, il s'agit de le saisir et de l'extraire.

Avant d'introduire les tenettes dans la vessie, il est d'abord bon d'explorer avec l'indicateur le trajet qu'elles doivent parcourir; lorsque le sujet est maigre, on peut arriver ainsi jusque dans la vessie et toucher le calcul; mais si le sujet est chargé d'embonpoint, il n'est pas rare de ne pouvoir arriver jusqu'à la vessie.

Quoi qu'il en soit, l'introduction du doigt fournit souvent des enseignements précieux sur le nombre, le volume, la forme et la situation des calculs.

Si le doigt ne pouvait pénétrer dans la cavité vésicale, on a conseillé de le remplacer par un gorgeret à peu près semblable à celui dont se servait Boyer pour opérer les fistules à l'anus.

Le doigt, ou à son défaut le gorgeret, sert de guide aux tenettes : elles glissent le long de leur bord supérieur (le doigt conducteur occupant la partie inférieure de la plaie) et doivent être dirigées de telle sorte que la face convexe des cuillers corresponde aux lèvres de la plaie.

Les tenettes sont dans la vessie; on le reconnaît à la profondeur de l'instrument engagé et au défaut de résistance; on retire alors le gorgeret conducteur et il s'agit de saisir le calcul.

On peut les promener doucement dans la cavité vésicale jusqu'à ce qu'on éprouve la sensation que donne le contact du calcul; dès qu'on l'a touché, il faut varier en quelque sorte instinctivement les manœuvres.

Tantôt, si, par exemple, le calcul se trouve précisément placé au devant des pinces, on le saisira en les ouvrant modérément et en le repoussant en arrière; le calcul, arrêté par la paroi postérieure de la vessie, viendra s'engager entre les mors.

Tantôt, on placera les tenettes à côté de la pierre, on en écartera les mors et, par un mouvement de latéralité, on chargera la pierre. En un mot, les manœuvres doivent être variées, jusqu'à ce que l'on arrive à rencontrer la pierre.

Mais quelquefois le temps de l'opération présente de grandes difficultés; ce qui peut tenir, soit à la petitesse de la pierre qui, perdue en quelque sorte dans une vessie à parois molles et distendues, fuit au devant des pinces; quelquefois à la position du calcul placé dans le bas-fond de la vessie, dans un enfoncement considérable produit par une hypertrophie de la prostate.

Quelquefois la pierre est extrêmement volumineuse et se trouve placée dans une position telle, que les tenettes cherchent en vain à la saisir dans son plus grand diamètre; elles n'y parviennent pas. Il faut alors chercher à faire basculer la pierre. Ou bien c'est la vessie qui, irritée par le contact des instruments, se contracte et s'applique fortement sur eux, de façon à ne pas leur laisser assez de champ pour manœuvrer.

Il faut, pour y remédier, les porter fermées aussi avant que possible, puis les ouvrir graduellement.

Il paraît impossible, ou du moins très dangereux, de chercher à extraire par le périnée des pierres ayant 5-6 centimètres de diamètre; car, si l'on ajoute à ces dimensions le volume de l'instrument, on se rendra compte des délabrements considérables que l'on produirait; il faudrait, dans ce cas, briser la pierre et l'extraire par fragments.

Hourton a présenté à l'Académie de chirurgie un mémoire sur les pierres enkystées de la vessie; c'est une circonstance heureusement fort rare; mais, si on en soupçonnait l'existence, il ne faudrait agir qu'après avoir constaté avec le doigt la membrane muqueuse recouvrant le calcul.

Que faire en pareille occurence?

Littré et Boyer ont conseillé d'user, de déchirer la muqueuse vésicale, de façon à arriver jusqu'au calcul. Mais conçoit-on la perplexité du chirurgien qui doit redouter la perforation de la vessie tout entière et la pénétration des liquides dans la cavité péritonéale? De plus, il y a à craindre les hémorrhagies foudroyantes, ainsi que cela arriva à Lapeyronie. Il serait préférable de débrider sur le calcul lui-même la muqueuse avec un bistouri approprié.

Sédillot a parlé d'une autre complication qui doit être fort rare, mais dont il a observé un exemple. « Les calculs composés de phosphate ammoniaco-magnésien, dit cet auteur, ont souvent peu de consistance, se développent dans une vessie malade et adhèrent très fortement à la membrane muqueuse, de manière à ne pouvoir être séparés immédiatement. Dans ce cas, les incrustations calcaires se détachent plus tard et reforment un nouveau calcul, très facile à extraire avec les instruments de lithotritie. »

Si la pince est un peu volumineuse, au lieu de l'attirer directement vers soi, on se trouvera bien des mouvements de bascule en haut et en bas, qui en dégagent successivement les extrémités et en rendent l'extraction plus facile.

Les divers temps de la taille que nous venons d'étudier peuvent donner lieu à des complications dont les unes sont immédiates, c'est-à-dire se manifester dans le cours de l'opération, et dont les autres, plus terribles souvent, sont consécutives.

Les complications immédiates sont : l'hémorrhagie dépendant d'une lésion des artères, périnéale ou vésicale; la ligature de l'artère blessée est le meilleur remède, mais il n'est pas toujours applicable ; on a recours alors aux réfrigérants et aux moyens hémostatiques.

On a employé le tamponnement pratiqué à l'aide de divers instruments : un des meilleurs, à notre sens, consisterait en une poire en caoutchouc à parois molles et extensibles, susceptible d'acquérir un certain volume par l'insufflation et de se fermer à l'aide d'un robinet. Elle est introduite fermée dans la plaie, puis elle est distendue par l'insufflation; on la voit alors se mouler dans les diverses anfractuosités de la plaie, presser sur l'artère et arrêter l'hémorrhagie.

Dans certains cas d'hémorrhagie interne, on ne s'aperçoit pas immédiatement de l'accident ; on la reconnaît à de la pâleur, des sueurs froides, la faiblesse du pouls, la saillie à l'épigastre de la vessie distendue par le sang : elle a presque toujours été mortelle. Les meilleurs moyens à employer dans ces cas sont les irrigations très froides de liquides hémostatiques.

La blessure du rectum se reconnaît à la sortie des matières et des gaz par la plaie; si la lésion est peu étendue et située près de l'anus, elle guérit spontanément; ou bien il s'établit une fistule urinaire à laquelle il faudrait remédier.

Les syncopes, les convulsions, la rétention et l'incontinence d'urine, la paralysie, la cystite, l'infection purulente, la phlébite, sont des complications de la taille dont les moyens de traitement n'offrent rien de spécial.

Lithotritie périnéale. — Les nombreux détails anatomiques dans lesquels nous sommes entrés démontrent parfaitement que, malgré la régularité avec laquelle se pratique aujourd'hui la taille périnéale et quel que soit le procédé auquel on accorde la préférence, du moment où il s'agira d'extraire une pierre de plus de deux centimètres et demi, il faudra sortir des limites de la prostate, intéresser les nombreux plans qui l'entourent et faire courir au malade les plus grands dangers.

Il est bien démontré que la taille périnéale, alors que les incisions restent dans les limites de la prostate, ne peut donner passage, sans déchirure, à des calculs ayant plus de 2 centimètres ¼.

Mais les lésions de la prostate elle-même et du col vésical sont dangereuses; aussi M. Dolbeau a-t-il fait faire un grand pas à la thérapeutique chirurgicale des calculs par le procédé que nous allons décrire.

Voici quel est son but : Ouvrir la région membraneuse de l'urèthre, dilater le col de la vessie au lieu de le lésionner, puis introduire, à travers ces voies dilatées, un instrument lithotriteur destiné à briser la pierre.

Cette opération n'est autre chose que la lithotritie en une seule séance, pratiquée à travers une boutonnière périnéale.

Nous avons démontré, à propos de l'anatomie du col de la vessie, la dilatabilité de ce conduit. Il ne nous reste qu'à exposer le manuel opératoire ainsi que l'a décrit Dolbeau.

Pour pratiquer la destruction d'une pierre vésicale au moyen d'un lithotriteur introduit par la boutonnière périnéale, il faut avoir à sa disposition les instruments suivants : 1° Un bistouri à lame droite et courbe; 2° Un cathéter cannelé; 3° Un dilatateur; 4° Un lithotriteur; 5° Des tenettes à bords étroits; 6° Un bouton dont la curette soit bien creuse; 7° Une bonne seringue à injection.

Le dilatateur se compose de six branches uniformes et disposées parallèlement, se réunissant vers leur extrémité libre, de manière à constituer un cône très allongé. Au centre de ces diverses branches, se trouve une tige munie de deux renflements; au moyen d'un pas de vis, on fait avancer la tige centrale, et les boules qu'elle supporte font diverger les branches du dilatateur.

Un système de charnières, disposé vers l'articulation des branches, assure une dilatation parallèle et régulière.

Lithotriteur. — On pourrait introduire par la boutonnière périnéale des instruments de bien des espèces; cependant, il est utile d'employer un lithoclacte entièrement conforme aux ordinaires, n'en différant que par la moindre longueur de ses branches et par le volume plus considérable de chacune d'elles.

Cet instrument a une longueur d'environ 16 millimètres; avec le pignon, on peut fragmenter aisément un calcul de 5 centimètres; avec la percussion, on arrive encore à des résultats plus satisfaisants.

Pour pratiquer la lithotritie périnéale, il faut placer le malade dans la position qui est recommandée pour l'opération de la taille (nous l'avons déjà indiquée).

Cela fait, on introduit lentement un cathéter cannelé jusque dans la vessie, puis on l'abandonne à un aide chargé de le maintenir exactement sur la ligne médiane.

Le chirurgien, armé d'un bistouri, fait, suivant le raphé périnéal, une incision de 4 centimètres, qui vient se terminer à environ 5 millimètres de la muqueuse anale. Cette première incision comprend la peau et le tissu cellulaire sous-cutané. On coupe ensuite lentement, et bientôt les fibres circulaires du sphincter de l'anus apparaissent dans la plaie. L'anneau musculaire doit être ménagé absolument, mais il faut constater sa présence comme un point de repère; c'est, en effet, au niveau de sa pointe, c'est-à-dire là où il s'entrecroise avec le muscle bulbo-caverneux, qu'il faut pénétrer pour atteindre l'urèthre.

Lorsque les fibres musculaires apparaissent dans la plaie, l'opérateur place son index gauche dans l'angle postérieur de l'incision et, en déprimant les tissus, il arrive facilement à reconnaître le cathéter ; il fait alors la jonction de l'urèthre en suivant les règles que nous avons déjà indiquées.

Une incision du canal, de 1 centimètre d'étendue, suffit à l'introduction du dilatateur.

Sans quitter la rainure du cathéter, le chirurgien substitue le dilatateur au bistouri ; il s'assure que les deux instruments sont bien en contact, puis il pousse lentement le dilatateur et le fait pénétrer dans la vessie comme s'il s'agissait de manœuvrer le lithotome caché ; on s'aperçoit aisément avec un peu d'habitude que le sommet du cône a franchi le col vésical.

Il faut bien se garder d'agir brusquement ; car, pour que le dilatateur progresse, il est nécessaire qu'on ait agrandi l'ouverture périnéale en refoulant ses parois.

Voici, d'ailleurs, comment on doit procéder : De la main gauche, on maintient l'instrument en place, en résistant, mais sans presser, puis on dilate lentement ; parvenu au milieu du pas de vis qui fait ouvrir le dilatateur, au lieu d'aller plus loin, on rétrograde ; l'instrument reprend alors son volume primitif, et une légère pression suffit pour qu'il pénètre dans la vessie.

Il est assez souvent nécessaire de faire exécuter plusieurs fois ces alternatives de développement et de resserrement avant que le cône puisse franchir complétement le col de la vessie.

Dans tous les cas, lorsque l'orifice est ouvert, on reprend la dilatation et on la conduit très lentement jusqu'aux limites du dilatateur. Ce dernier est ensuite retiré doucement, en ayant soin de dresser la vis, si l'extraction présentait quelques difficultés.

Lorsque le dilatateur est sorti de la vessie, il existe dans l'épaisseur du périnée un trajet qui commence en avant de l'anus et qui finit au col de la vessie ; ce conduit, qui résulte du refoulement des tissus, permet l'introduction du doigt.

La voie est actuellement faite, il ne reste plus qu'à fragmenter la pierre et à en faire sortir les débris ; le long de l'indicateur gauche, qui sert de guide, on fait pénétrer le gros lithoclacte dans la vessie.

La manœuvre, qui consiste à saisir la pierre, ne diffère pas notablement de celle qu'on exécute dans la lithotritie ordinaire ; elle est peut-être un peu plus difficile, mais elle exige surtout une certaine habitude.

Lorsque le lithoclacte est dans la vessie, il faut diriger son bec, la pointe en haut, vers la partie latérale gauche du réservoir. Cela fait, on ouvre largement l'instrument en portant la branche femelle vers la paroi postérieure ; il suffit alors d'un mouvement de rotation de gauche à droite pour saisir et s'emparer du calcul.

La pierre saisie, on la mesure, on la fixe, on tente de l'écraser. Si elle résiste, on percute lentement et à petis coups répétés. Aussitôt que le calcul a été fragmenté, on abandonne le casse-pierre, et on lui substitue un instrument à mors plat avec lequel on reprend les différentes portions de la pierre.

L'extraction des débris calculeux s'effectue sans règles bien précises; on emploie successivement les tenettes, le bouton et les injections à grande eau.

La lithotritie périnéale n'est point une de ces brillantes manœuvres de médecine opératoire qui provoquent les applaudissements d'un amphithéâtre; au lieu de l'extraction rapide d'un calcul volumineux, elle consiste en une succession de tentatives laborieuses, ramenant des débris et de la poussière calcaire. Mais, à notre sens, il s'agit là d'un inconvénient peu grand; une objection plus sérieuse, c'est la durée de l'opération pendant laquelle le malade doit être soumis aux inhalations du chloroforme; c'est surtout le peu de champ qu'il est possible de donner aux instruments. Voici ce que nous entendons par ces mots : lorsqu'on pratique la lithotritie ordinaire par le canal de l'urèthre resté intact, on injecte une certaine quantité d'eau dans la vessie et, par ce moyen, le calcul se trouve éloigné des parois vésicales; il peut être saisi par l'instrument sans que celui-ci presse sur les parois vésicales; le liquide forme enfin une couche protectrice dans laquelle les fragments eux-mêmes peuvent nager, ou du moins être moins irritants. Pour la lithotritie périnéale, au contraire, toutes les manœuvres s'exécutent dans un espace très restreint que l'on ne peut distendre par des injections, car le liquide s'écoule immédiatement par l'incision périnéale; on est donc exposé à contondre, à broyer et même à perforer la vessie.

Il est bon d'avoir une exacte connaissance de ces dangers, afin de se prémunir contre eux.

Après la lithotritie périnéale, l'écoulement de l'urine sera, comme toujours, la préoccupation du chirurgien.

Faut-il mettre une canule dans la plaie ou fixer une sonde à demeure?

Doit-on enfin laisser le malade sans pansement?

Dans son livre, Dolbeau conseille de placer une canule pendant vingt-quatre heures. Mais, ayant assisté à une séance de lithotritie périnéale faite par ce chirurgien dans le service de M. Gosselin, à la Charité, il a déclaré qu'il ne mettait rien dans la plaie, ni canule, ni conducteur d'aucune espèce.

§ 7. — CONFIGURATION INTÉRIEURE DE LA VESSIE.

Comme tous les organes dont la cavité communique avec l'extérieur, la surface interne de la vessie est tapissée par une membrane muqueuse dont la couleur, même dans l'état physiologique, varie beaucoup avec l'âge : blanc bleuâtre chez l'enfant; d'un gris cendré chez l'adulte, elle prend dans la vieillesse une teinte d'un rouge foncé.

Chez l'enfant, ses parois sont parfaitement lisses; mais avec l'âge survient une hypertrophie des fibres musculaires qui, soulevant la membrane muqueuse, donne à la surface interne de la vessie un aspect réticulé de forme d'ailleurs très variable.

Chez quelques sujets, ce sont de grosses saillies parcourant une certaine étendue du diamètre vertical de l'organe et simulant des colonnes, d'où le nom de vessies à colonnes.

Chez d'autres, l'hypertrophie porte plus particulièrement sur les fibres du trigone.

La muqueuse se moule constamment sur les fibres musculaires ; il en résulte des dépressions, des enfoncemets dans lesquels séjourne l'urine : ce sont les vessies à cellules.

Souvent ces hypertrophies entravent le libre exercice des fonctions de l'organe, et méritent à ce point de vue d'être étudiées dans un article spécial.

Lorsque la vessie est vide, les faces supérieures et latérales ne représentent plus que des bords ; il n'existe donc que deux faces, l'une antérieure d'où se détache l'urèthe, l'autre postérieure. C'est seulement lorsque sa cavité se développe qu'elle peut être bien étudiée.

On remarque alors, au niveau de sa base, trois orifices disposés aux trois angles d'un triangle ; ce sont les orifices des deux uretères et celui de l'urèthre.

Le triangle qu'ils circonscrivent a été désigné sous le nom de trigone vésical.

Sa surface est constamment lisse, polie, souvent d'une teinte un peu plus foncée que celle des parties voisines. Souvent aussi nous avons remarqué vers sa partie moyenne une saillie musculaire antéro-postérieure, disposée à la façon d'une perpendiculaire étendue du sommet du triangle, c'est-à-dire de l'orifice uréthral vers la partie moyenne de la base. On a attribué, mais à tort, une sensibilité spéciale à cette région de la vessie ; on l'a également considérée comme étant due à la présence de la prostate, mais à tort, car elle existe aussi chez la femme, bien que moins développée.

La direction du trigone est légèrement oblique en bas et en arrière ; sa limite postérieure est marquée par un relief généralement très accusé et transversalement étendu entre les orifices des uretères.

Immédiatement derrière ce bord postérieur du trigone, la base de la vessie se déprime, et pour bon nombre d'auteurs il faut réserver à cette dépression située en arrière de la base du trigone le nom de *bas-fond de la vessie* ; cette dénomination paraît en effet assez rationnelle.

Cette fosse est d'autant plus profonde que la prostate est plus volumineuse; dans un cas, nous avons vu le bas-fond vésical acquérir de telles dimensions, que la vessie semblait être divisée en deux cavités, et c'était le bas-fond qui représentait la plus volumineuse. C'est presque constamment dans ce point que se logent les calculs vésicaux.

Amussat a même noté que, lorsque le calcul est unique, en s'accroissant dans cette fosse, il en prend la forme; ainsi les calculs un peu volumineux sont-ils généralement allongés, elliptiques et aplatis sur les deux faces qui répondent aux parois antérieure et postérieure du bas-fond vésical.

Cette position des calculs, lorsque la prostate est hypertrophiée, explique les difficultés que l'on éprouve à les reconnaître avec la sonde courbe ordinaire.

Il faut ici des instruments à courte courbure, dont le bec puisse être porté en bas et en arrière, comme la sonde exploratrice de Mercier et notre nouvelle sonde à nous. Encore ne faut-il pas s'y fier d'une manière absolue, dit Malgaigne, et les rapports de la prostate avec le rectum fournissent un excellent moyen de confirmer le diagnostic.

De Longchamps portait une grosse pierre ainsi logée dans le bas-fond vésical ; il en offrait tous les symptômes, et cependant un spécialiste célèbre l'avait cherchée plusieurs fois sans la trouver. Briand fut appelé ; après avoir inutilement parcouru la vessie avec la sonde, il eut l'idée de porter le doigt dans le rectum pour soulever la prostate et le bas-fond de la vessie ; le calcul vint de lui-même au-devant de la sonde et, une fois reconnu, il fut lithotritié heureusement.

Les dimensions du bas-fond de la vessie sont en rapport avec le développement de la prostate et le défaut d'énergie des fibres musculaires. Aussi, à peine prononcé dans le jeune âge, atteint-il chez les vieillards des dimensions parfois considérables ; il en résulte deux inconvénients : l'accumulation de l'urine, son séjour prolongé, et comme conséquence un catarrhe, maladie d'autant plus difficile à guérir dans cette circonstance que, quoi qu'on fasse, l'urine stagnera toujours dans ces parties privées de contractilité et sera une cause incessante d'excitation.

L'orifice de l'urèthre occupe le sommet du trigone ; situé un peu au-dessus du plan de cette région, il offre, si on l'examine, du côté de la vessie, l'aspect d'un orifice à bords mousses et, d'ailleurs, très diversement configurés, suivant les âges et les individus. Il est circulaire ou infundibuliforme chez les enfants et les adultes ; plus tard, sa forme devient moins régulière, et toutes les variétés qu'elle présente tiennent au soulèvement de sa demi-circonférence inférieure, soit par l'hypertrophie du lobe moyen de la prostate, soit par le développement des fibres musculaires ou de la muqueuse elle-même.

On a donné le nom de *luette vésicale*, *valvule du col de la vessie*, à cette sorte de barrière qui s'élève sur la paroi intérieure de l'orifice uréthral.

Quoi qu'il en soit, dès que la luette existe, le col de la vessie perd sa forme circulaire, il devient triangulaire, étoilé, demi-circulaire ; si elle est plus développée, elle s'applique, par sa convexité, à la demi-circonférence antérieure du col de la vessie, et l'orifice revêt la forme d'un croissant à concavité postérieur. Quelquefois, aussi, cette demi-circonférence antérieure forme deux plis qui se juxtaposent sur la ligne médiane ; il offre alors un aspect étoilé. Immédiatement, devant cette luette, au-dessous du col vésical, la muqueuse se déprime et forme un cul-de-sac dans lequel s'engagent souvent les sondes.

L'orifice uréthral est habituellement fermé, comme froncé, et il faut une certaine force pour triompher de sa résistance. Lorsque la vessie est vide, il occupe la partie la plus déclive de ce réservoir ; mais lorsqu'elle est distendue par l'urine, il n'est pas rare, surtout chez les vieillards, de voir la partie située en arrière du trigone se déprimer en un cul-de-sac qui forme alors la partie la plus déclive.

Diamètre du col. — Au point de vue opératoire, il est de la plus haute importance de connaître exactement le diamètre du col de l'orifice vésical et de savoir jusqu'à quel point ce diamètre peut être porté sans déchirures. Aujourd'hui surtout que la lithotritie périnéale semble devoir être substituée, dans un grand nombre de cas, aux différents procédés de taille, cette question offre un intérêt considérable à tous égards.

D'après Deschamps, le diamètre de l'orifice uréthral dilaté peut atteindre sept lignes ou 16 millimètres, ce qui donne une circonférence de 48 millimètres.

Les recherches de Richet confirment celles de Deschamps, car il a trouvé 45 millimètres de circonférence en dilatant fortement le col vésical; ainsi, 15 millimètres de diamètre semblent être le diamètre de dilatation extrême que peut atteindre le col sans se déchirer. « Cette ouverture, dit Richet, ne pourrait aucunement suffire à l'extraction d'un calcul de ce diamètre, car il faut y ajouter le volume des tenettes, en sorte que c'est à peine si l'on pourrait extraire de la vessie, sans exciter le col, un calcul de 10 à 12 millimètres de diamètre, c'est-à-dire de 30 à 36 millimètres de circonférence. D'ailleurs, ainsi que cela résulte des recherches de Deschamps, la pointe de la prostate est bien moins dilatable que le col, en sorte qu'il serait impossible de faire passer, sans désorganiser l'extrémité et le corps de cette glande, un calcul ayant seulement ces dimensions. »

D'après Dolbeau, on a de tout temps exagéré la dilatabilité du col vésical, et par là il entend designer également la portion prostatique de l'urèthre.

C'est vrai, le col est très dilatable ; car on a vu des pierres très volumineuses qui, de la vessie, se sont étendues jusque dans la partie profonde du périnée; d'une autre part, on sait quelle ampleur peut acquérir l'urèthre derrière certains rétrécissements.

Mais si le col de la vessie est extrêmement dilatable sous l'influence d'une action lente et continue, c'est à tort que l'on a supposé que l'on pourrait, séance tenante, dilater le col de la vessie d'une façon aussi considérable, et procéder ainsi à l'extraction de calculs sans avoir recours à l'excision de la prostate.

Les expériences de Sedran et de l'Académie de chirurgie ont démontré que les prétendues dilatations n'étaient pas réelles et que l'action du dilatateur avait pour résultat des déchirures plus ou moins considérables. Après ces tentatives, on trouvait d'ordinaire une longue fente qui se prolongeait jusqu'au col de la vessie inclusivement et se prolongeait parfois jusqu'à l'orifice des uretères.

Dolbeau, à l'aide de son dilatateur, parvint à obtenir un développement de 24 millimètres ; au-delà de ces dimensions, il se produit des déchirures nombreuses de l'urèthre et de la prostate.

Peut-être, chez l'homme vivant, les tissus prêtent-ils mieux ; on doit aussi admettre que les résultats varient suivant les âges, les individus, mais il est prudent de rester dans les limites indiquées.

Un orifice de 2 centimètres de diamètre sera toujours suffisant pour laisser passer des lithoclactes même puissants.

Les orifices des uretères occupent les deux angles postérieurs du trigone vésical; leur configuration bien différente de celle de l'orifice de l'urèthre est telle, que, tout en permettant un abord facile de l'urine dans la vessie, elle s'oppose absolument au reflux de ce liquide dans leur cavité.

Ce serait une erreur de croire qu'il existe, au niveau de l'orifice des uretères, une valvule disposée à la façon des valvules du cœur, par exemple, et réglant à elle seule la direction du courant.

Le mécanisme des uretères est différent; pour obtenir le résultat voulu, il a suffi de faire cheminer obliquement ces conduits à travers les parois vésicales.

Or, leur trajet dans ce point offre une longueur de 10 à 12 millimètres.

Ils adhèrent très intimement à la tunique musculeuse de la vessie par un échange réciproque de fibres, rampent ensuite au-dessous de la muqueuse et viennent s'ouvrir sur la surface libre par un orifice très-obliquement coupé en bec de flûte.

Ils offrent quelquefois des anomalies du reste fort rares. Ainsi Cusco les a vus se réunir au niveau même de l'orifice vésical.

Broca les a vus s'ouvrir par un orifice distinct, mais si rapprochés, qu'ils n'étaient séparés que par un léger repli de la muqueuse.

Enfin l'obliquité et la longueur de leur trajet nous expliquent comment des calculs venus du rein, peuvent s'arrêter à travers les parois de la vessie, séparer la muqueuse de la tunique musculaire et donner, ainsi que cela s'est vu quelquefois, naissance à des pierres enchâtonnées.

CHAPITRE III

STRUCTURE DE LA VESSIE

Les parois de la vessie sont formées par la superposition de trois tuniques. L'une, la plus superficielle, est incomplète ; dépendante du péritoine, elle est de nature séreuse et facilite le glissement de la vessie sur les organes voisins ; la seconde est de nature musculaire : c'est à elle qu'est dévolue la fonction de vider la cavité vésicale. Quant à la plus interne, de nature muqueuse, elle protége les parois de la vessie contre le contact de l'urine. L'épaisseur de ces parois est très variable, non-seulement suivant l'état de santé ou de maladie, mais encore suivant l'état de vacuité ou de distension. Elle est loin, d'ailleurs, d'être uniforme ; lorsque la vessie est pleine, l'épaisseur de ses parois n'est guère que de 4 à 5 millimètres, dans sa partie supérieure, et de 16 millimètres au niveau du trigone. Dans l'état de vacuité, les parois de la vessie peuvent avoir une épaisseur de 15 à 20 millimètres.

TUNIQUE SÉREUSE. — Le péritoine ne forme pas à la vessie une tunique complète ; sa paroi postérieure seule est, dans sa totalité, revêtue par la membrane séreuse. La face antérieure en est dépourvue lorsque la vessie est vide ; c'est seulement lors de la plus grande distension de cet organe que le péritoine forme au devant d'elle un cul-de-sac qui descend plus ou moins bas, et dont nous avons déjà donné la description. C'est là une disposition de la plus haute importance.

Malgaigne rapporte que, dans un concours où il s'agissait de pratiquer sur le cadavre la taille hypogastrique, la plupart des concurrents, en se fiant à la sonde qu'ils entraient à travers les parois abdominales, tombèrent dans le péritoine.

Souberbielle, grand amateur de la sonde, y ajoutait cependant une précaution infiniment plus efficace : elle consiste à porter le doigt sur la face antérieure de la vessie et, en le recourbant, à ramener en haut le repli péritonéal, qui n'est uni à la vessie que par un tissu cellulaire très lâche et très facile à déchirer.

Le péritoine revêt encore le sommet de la vessie et, descendant obliquement sur ses faces latérales, en tapisse une étendue variable avec les dimensions de la vessie.

C'est donc seulement avec la face postérieure que le péritoine est constamment en rapport. Aussi adhère-t-il à cette face par l'intermédiaire d'un tissu cellulaire très dense; puis l'adhésion devient de plus en plus faible, à mesure que l'on se rapproche de la périphérie, et là elle ne s'effectue plus que par un tissu qui se prête sans efforts aux distensions les plus grandes.

TUNIQUE MUSCULAIRE. — Elle est intermédiaire aux tuniques séreuse et muqueuse; c'est à elle qu'est confiée à la fois le rôle de retenir l'urine dans la vessie et de l'expulser de ce réservoir.

Pour remplir ces fonctions antagonistes, elle affecte une disposition toute différente sur le corps de l'organe et sur son orifice de sortie, et constitue ainsi deux systèmes moteurs soumis chacun à une animation spéciale.

Nous étudierons d'abord les faisceaux expulseurs, c'est-à-dire les fibres musculaires du corps de la vessie, puis ensuite ceux du sphincter vésical.

Les fibres musculaires du corps de la vessie forment une couche souvent mince, souple, d'un blanc légèrement rosé, d'une texture irrégulière et difficile à suivre, mais susceptibles d'acquérir une épaisseur et une force énorme; ce sont ces vessies hypertrophiées qui doivent servir à l'étude de la texture de l'organe.

On voit alors que ce plan musculaire est constitué par des fibres disposées en trois couches : la plus superficielle est formée par des fibres longitudinales; la moyenne par des fibres circulaires; la plus interne par des fibres entrecroisées sous forme de réseaux.

A. COUCHE SUPERFICIELLE. — Toutes les fibres de cette couche paraissent naître de la periphérie de la prostate, du pubis, de l'aponévrose pelvienne supérieure, et s'élever de là pour s'épanouir sur toute la surface de la vessie.

On peut les étudier sur la face antérieure, sur la face postérieure et, enfin, sur les parties latérales.

1° Les fibres longitudinales de la face antérieure naissent du corps du pubis et de la symphyse par de nombreux filaments groupés entre eux de façon à constituer deux tendons principaux. Ces faisceaux volumineux, assez régulièrement arrondis, présentent une colaration blanche; ils circonscrivent un petit espace dans lequel se logent des veines nombreuses; appliqués sur la face supérieure de la prostate, dont ils complètent la loge; continués en dehors avec l'aponévrose pelvienne supérieure, ils atteignent la vessie sur les parties latérales au niveau de son col et donnent naissance à des fibres musculaires.

Celles-ci, d'abord juxtaposées, s'écartent en divergeant à mesure qu'elles s'élèvent sur la face antérieure de la vessie, car elles rencontrent une étendue de plus en plus grande à recouvrir.

Les fibres moyennes atteignent seules le sommet de la vessie, quelques-unes se réfléchissent sur ce point pour se continuer avec les fibres postérieures, d'autres se prolongent sur l'ouraque; envisagées dans leur ensemble, elles représentent un faisceau ellipsoïde, large à sa partie moyenne, rétrécie à ses deux extrémités, dont l'une correspond au col vésical et l'autre au sommet de cet organe.

Les autres fibres de ce plan antérieur se recourbent sur les parties latérales, et, s'unissant aux fibres postérieures, décrivent des courbes à concavité inférieure.

Sur la partie postérieure de la vessie, on trouve une gerbe de fibres musculaires qui, reliées au niveau de la prostate, sur la face postérieure de laquelle elles se continuent, s'épanouissent de plus en plus, à mesure qu'elles s'élèvent sur la partie postérieure de la vessie.

Elles se comportent d'ailleurs comme les fibres antérieures, dont elles concourent à compléter les anses situées sur le sommet et les parties latérales de l'organe.

La continuité et la solidarité de ce plan musculaire postérieur de la vessie et des fibres musculaires de la région correspondante de la prostate est établie par la pathologie, car l'hypertrophie de ces faisceaux n'est jamais isolée ; chaque fois que la partie musculaire postérieure de la vessie est hypertrophiée, celle de la prostate l'est également.

Enfin, sur les côtés de la vessie, les fibres longitudinales sont moins accusées. Nées sur les côtés de la prostate, se continuant aussi avec quelques fibres du releveur anal, prenant quelques insertions sur l'aponévrose pelvienne, elles ne conservent leur direction ascendante que sur la moitié inférieure de la vessie, puis on les voit s'incliner soit en avant, soit en arrière ; elles abandonnent le plan superficiel et, s'engageant au-dessous des fibres longitudinales antérieures et postérieures, elles vont se confondre avec les fibres circulaires ou fibres de la région moyenne.

Les fibres latérales forment, autour des uretères, un anneau surtout accusé au niveau de sa demi-circonférence inférieure.

Chez la femme, les fibres longitudinales antérieures viennent également de l'arcade pubienne, les latérales se détachent de l'aponévrose pelvienne et les postérieures dérivent du col vésical ; elles sont d'ailleurs bien moins marquées que chez l'homme.

B. Couche moyenne. — Moins manifeste que la précédente, parfois à peine développée, elle a été réunie à la couche profonde par plusieurs auteurs qui n'admettent ainsi que deux plans charnus dans la structure de la vessie. C'est, en effet, ce qui existe pour la paroi postérieure de l'organe ; mais, sur la paroi antérieure, on peut reconnaître une couche assez uniforme de fibres demi-circulaires ; continues par leurs extrémités avec les fibres longitudinales des parties latérales de la vessie, elles s'engagent au dessous du plan superficiel et forment une couche intermédiaire aux fibres longitudinales qui les recouvrent et aux fibres plexiformes qui sont plus internes ; cette couche circulaire va en se prononçant de plus en plus vers le col vésical, où elle se continue avec le sphincter.

Couche interne. — Nous avons vu que le plan superficiel était formé de fibres longitudinales, le plan moyen de fibres circulaires ; les fibres du plan profond sont obliques, mais dans des sens divers ; c'est une disposition en quelque sorte intermédiaire aux deux précédentes. Ainsi, les fibres s'entre-croisent-elles sous forme de réseau, du moins dans la plus grande partie de l'organe.

Ce sont ces fibres entrecroisées qui donnent à la surface interne de la vessie un aspect réticulé dont l'exagération constitue cet état pathologique désigné sous le nom de vessies à colonnes. (Nous en ferons une étude spéciale.) Les fibres profondes se continuent sans ligne de démarcation avec celles de l'urèthre, des uretères, de l'ouraque.

Au niveau du trigone, elles forment une couche extrêmement épaisse ; ici, leurs fibres sont confondues avec celles du plan moyen, dont elles prennent la forme demi-circulaire, à ce point qu'elles sont fines, juxta-posées, parallèles, et forment un plan lisse et uni, plan de forme triangulaire dont le bord postérieur se trouve fort nettement accusé par une saillie transversalement étendue entre les orifices des uretères.

O. Bell les a décrits sous le nom de muscles des uretères. Comme elles se continuent avec les fibres longitudinales de ces conduits, il pensait que leur raccourcissement devait favoriser l'abord de l'urine dans la vessie.

Quoi qu'il en soit, ce faisceau établit entre le trigone et le bas-fond de la vessie une ligne de démarcation parfaitement tranchée.

Telles sont les fibres musculaires du corps de la vessie ; il n'est guère d'affections de cet organe qui ne donnent lieu à des modifications dans la disposition et surtout dans la force de cette tunique.

De tous ces changements, le plus remarquable est celui qui consiste dans cette hypertrophie providentielle qui augmente la force d'expulsion de la vessie, à mesure que l'émission de l'urine rencontre de plus grands obstacles.

A l'état normal, la couche musculaire ne présente pas un développement uniforme ; elle est plus épaisse au niveau du trigone, de l'ouraque, et les parties antérieures sont également plus fortes que les parois latérales.

Enfin, sur les côtés du bas-fond, se trouvent deux points qui, restant constamment plus minces, sont le siége habituel des hernies tuniquaires et des ruptures de la vessie.

Opinion de Mercier. — D'après cet auteur, le système musculaire de la vessie comprendrait :

1° Un plan antérieur étendu du pubis à la paroi antérieure de la vessie (ce serait le plan pubio-vésical) ;

2° Un plan postérieur, qui s'attache au bord supérieur et postérieur de la prostate pour s'étendre aux parties supérieures de la vessie (plan prostato-vésical postérieur) ;

3° Deux faisceaux qui naissent des parties latérales de la même glande et se portent dans toutes les directions sur les parois antérieure et postérieure de la vessie (plans vésico-prostatiques latéraux) ;

4° Un plan profond externe qui s'étend du trigone aux parois de la vessie (plan trigono-pariétal) ;

5° Un plan profond interne qui naît de la paroi postérieure de la portion prostatique de l'urèthre et gagne celle de la vessie (plan uréthro-vésical).

Si maintenant nous étudions l'action de ces diverses couches musculaires, nous voyons qu'elles ont toutes un double but : dilater le col de la vessie, diminuer la capacité de ce réservoir.

En effet, le plus grand nombre des fibres musculaires de la vessie présentent une direction longitudinale, mais avec cette particularité qu'elles offrent une double convexité : la première, la plus importante, celle qui appartient au corps de la vessie, est dirigée en dehors ; la seconde moins étendue, celle qui appartient au col de la vessie, est au contraire dirigée vers l'axe de ce réservoir. Les premières en se contractant se rapprochent du centre de la vessie et en diminuent la capacité ; les secondes, au contraire, qui ne sont que la continuation des premières, lorsqu'elles se redressent, s'éloignent de ce centre, c'est-à-dire dilatent l'orifice uréthral.

Ainsi, toute fibre longitudinale a une double action : en même temps qu'elle pousse l'urine vers le col de la vessie, elle entr'ouvre cet orifice et le maintient dilaté, pendant toute la durée de la miction.

Les fibres circulaires agissent en comprimant l'urine.

A l'état normal, la tunique musculaire de la vessie que nous venons d'étudier possède à peine deux millimètres d'épaisseur, mais il n'est point rare de la voir s'hypertrophier et acquérir jusqu'à un centimètre et demi. Les faisceaux charnus deviennent saillants et forment sur la surface interne de la vessie des espèces de crêtes ou colonnes, qui établissent une certaine analogie d'aspect entre cette surface et celle du cœur ; elles sont d'ordinaire pâles ; cependant, dans les cas de dilatation extrême, Mercier les a vues rouges. La membrane muqueuse suit tous les contours de ces colonnes, tapisse les culs-de-sac qui les sépare et forme ainsi des diverticules dans lesquels l'urine s'accumule de la façon la plus fâcheuse au point de vue du développement de la cystite, des calculs, ou même de véritables collections purulentes.

Les causes de cette hypertrophie sont semblables à celles de la plupart des hypertrophies : obstacle au cours de l'urine par n'importe quelle cause, efforts exagérés et fréquemment réitérés du plan musculaire, destiné à lutter contre cet obstacle.

Tantôt la capacité de la vessie augmente en même temps que ses parois s'épaississent ; c'est ce que, par analogie avec le cœur, nous pourrions appeler *hypertrophie excentrique ;* tantôt, au contraire, elle diminue (*hypertrophie concentrique*).

Tunique muqueuse. — Extrêmement mince, elle se moule sur toutes les irrégularités formées par les reliefs du plan musculaire ; sa surface libre est d'un blanc bleuâtre chez l'enfant, grisâtre chez l'adulte, de plus en plus foncée à mesure que l'on avance en âge.

Cette surface est parfaitement lisse, et telle que l'on n'y rencontre ni villosités ni papilles.

D'après Henle, dans quelques vessies, la membrane muqueuse est garnie de papilles serrées, mousses, de 3 centimètres de hauteur, qui se prolongent également dans la portion des uretères, comprise dans l'épaisseur de la paroi vésicale.

Par sa face profonde, elle adhère à la tunique musculaire, mais par l'intermédiaire d'un tissu cellulaire fort lâche; cette disposition nous explique la production des hernies de la muqueuse à travers le plan musculaire éraillé. Leur mécanisme est facile à comprendre : sous l'influence d'une cause quelconque, la tunique musculaire a perdu en un point sa consistance normale, ou bien ses fibres se sont écartées ; la muqueuse, comprimée par l'urine au moment de la miction, rencontrant un point qui lui offre moins de résistance, s'y engage pour former une dilatation extérieure à la tunique musculaire et qui va faire des progrès incessants.

En effet, lors de la contraction du plan musculaire, l'urine aura une tendance à peu près égale à s'engager dans le canal de l'urèthre et dans la cavité surnuméraire de la muqueuse.

Ce sont là les *hernies tuniquaires*, longtemps prises comme des exemples de vessies doubles, mais qui diffèrent de la vessie véritable par l'absence de fibres musculaires. Ces hernies constituent une affection redoutable ; elles donnent lieu à des rétentions d'urine, et plus les efforts d'expulsion sont énergiques, plus elles atteignent de vastes proportions.

Au niveau du trigone vésical, la membrane muqueuse adhère au plan musculaire d'une manière plus intime que dans les parties ordinaires. Elle se compose :

1° D'une couche fibreuse formée de fibres conjonctives entrecroisées et mêlées de quelques fibres élastiques;

2° D'un épithélium stratifié, dont le plan profond est formé de cellules se rapprochant par leur configuration des cellules cylindriques et dont les couches superficielles sont formées par de l'épithélium parimenteux; c'est ce que l'on a appelé un épithélium mixte.

La question de savoir si cette muqueuse possède des glandes a de tout temps divisé les anatomistes; aussi peut-on dire que, si elles existent, elles sont peu développées.

Haller en avait vu (*Elementa physiologiæ*, t. VII, p. 327). « Principalement sur le col de la vessie, on aperçoit, dit-il, des follicules simples, les uns très petits, les autres plus grands, arrondis, semblables à des grains de millet et agminés chez la femme. » D'autres fois, il n'a pas vu de follicules, mais seulement des orifices.

C'est également l'opinion de Huschke, de Kolliker et de Virchow.

Pourtant Sappey n'admet pas leur existence.

Cruveilher les considère comme de petites glandes en grappe.

Lorsque la vessie est enflammée par le fait des cantharides, non seulement la membrane muqueuse est rouge, gonflée, mais encore elle est tapissée par de fausses membranes d'une largeur variable, d'une épaisseur de 1 à 2 millimètres, à bords irréguliers et frangés; ils sont d'un blanc mat d'un côté, et roses de l'autre, parsemés de stries de sang, fibrineux, offrant l'aspect de la couenne d'un caillot sanguin.

Desquamation de la muqueuse vésicale. — Dans certains cas de cystites chroniques, après certaines opérations de taille, dans lesquelles la guérison a été fort lente, on observe parfois l'expulsion, à travers le canal de l'urèthre ou la solution de continuité faite à la vessie, l'issue de lambeaux membraneux; ils reconnaissent plusieurs origines.

Quelquefois le mucus vésical est tellement épais qu'il tapisse les parois de la vessie; si, dans ces cas, l'urine est chargée de productions calcaires, elles se déposeront sur le mucus et il en résulte des pelotons incrustés.

Dans son Anatomie pathologique, Baillie dit avoir vu la vessie entièrement remplie d'une substance assez semblable à du mortier, et qu'on ne put enlever complétement, car il en reste toujours une certaine quantité adhérente aux parois de l'organe.

« Cette matière, dit-il, est accompagnée de l'inflammation chronique de la muqueuse vésicale. »

Andral, dans son Précis d'Anatomie pathologique, dit avoir observé deux fois que la face interne de la vessie était tapissée presque en totalité par une couche couenneuse de plus d'une ligne d'épaisseur, d'un blanc sale, mais dépourvue de vaisseaux.

La disposition membraneuse des lambeaux incrustés que nous étudions, paraît parfois si évidente que l'on doit se demander si ces débris sont des portions de muqueuse vésicale, ou bien s'il faut les ranger parmi les simples néo-membranes.

Lorsqu'on examine un de ces lambeaux, sa forme est très irrégulière, ses bords sont déchiquetés, il offre deux faces : l'une lisse, d'un blanc sale, rappelant la surface muqueuse des organes; l'autre irrégulière, creusée d'aréoles, et présentant seule les incrustations phosphatiques dont nous avons parlé.

Ces membranes sont généralement formées :

1° D'un épithélium pavimenteux;

2° De fibres lamineuses;

3° De fibres élastiques;

4° Parfois de fibres musculaires lisses, mais on n'y trouve pas de vaisseaux. Parfois, elles semblent exclusivement composées de lymphe coagulée, on n'y trouve aucun élément des tissus normaux.

Ainsi les lambeaux membraneux qu'on trouve quelquefois dans la cavité de la vessie ou qui sont expulsés par l'urèthre, reconnaissent deux origines : Tantôt c'est du mucus coagulé et souvent infiltré de productions phosphatiques; tantôt c'est une véritable chute de la muqueuse vésicale.

Le mécanisme de la séparation de ces lambeaux de muqueuse est probablement comparable à ce qui se passe dans certaines dysenteries, pendant lesquelles on observe la chute de portions plus ou moins étendues de la muqueuse intestinale.

L'inflammation s'établit dans le tissu cellulaire sous-muqueux; la membrane interne est ainsi soulevée, privée de ses éléments de nutrition et de vitalité; elle se sphacèle, et son élimination est déterminée par le mécanisme habituel à l'expulsion des tissus nécrosés.

VAISSEAUX, NERFS, TISSU CELLULAIRE DE LA VESSIE. — 1° *Artères.* — La nature semble avoir pris de minutieuses précautions pour assurer la nutrition de la vessie; nulle part, en effet, les sources artérielles sont plus nombreuses. Elle reçoit d'abord une artère qui émane directement de l'hypogastrique et qui couvre de ses ramifications les parties inférieure et postérieure du même organe.

D'autres branches proviennnent soit de l'hémorrhoïdale moyenne chez l'homme, de l'utérine et de la vaginale chez la femme; soit de la honteuse interne, de l'obturatrice et de l'ischiatique. Toutes ces artères vésicales peuvent être divisées :

1° En latérales et supérieures, qui partent de l'ombilicale. — Effectivement, ces artères, oblitérées depuis l'ombilic jusque sur les côtés de la vessie, restent perméables depuis cet organe jusqu'à l'hypogastrique; les artères qui en naissent sont au nombre de 2 à 3 et vont se distribuer aux parties latérales de la vessie; en un mot, il se produit, relativement aux artères ombilicales et leurs branches vésicales, quelque chose d'analogue à ce qui a lieu après les ligatures d'artères : l'oblitération occupe toute la partie comprise entre le point lié et l'origine d'une collatérale restée perméable;

2° En latérales et inférieures, qui naissent de l'hypogastrique ou de l'ischiatique;

3° En postérieures, qui émanent de l'hémorrhoïdale moyenne, de l'utérine ou de la vaginale;

4° En antérieures, qui proviennent de l'obturatrice et de la honteuse interne.

Parmi les vésicales inférieures, la plus importante est celle qui naît ordinairement de « l'hypogastrique », chemine entre le rectum et la vessie, ou entre la vessie et le vagin, gagne le bas-fond de la vessie et se divise en nombreux rameaux qui pénètrent dans son épaisseur et se distribuent aussi aux vésicules séminales et aux canaux déférents, à la prostate et à l'urèthre.

La vésicale postérieure, qu'elle soit fournie par l'hémorrhoïdale moyenne ou par l'utérine, se porte d'abord sous le bas-fond de la vessie, puis se réfléchit de bas en haut et monte, en serpentant, jusqu'au sommet de l'organe.

Chez l'homme, elle donne de nombreux rameaux aux vésicules séminales, et il en est une qui s'accole au canal déférent et s'anastomose à sa terminaison avec la branche épidydimique de l'artère testiculaire ; ce rameau, « artère du canal déférent », permettrait au sang artériel d'arriver jusqu'au testicule, dans le cas où l'artère spermatique serait oblitérée.

La vésicale antérieure vient assez souvent de la honteuse interne, elle monte verticalement à travers l'aponévrose pubio-prostatique, gagne la face correspondante de la vessie et s'y épuise. Toutes les artères vésicales s'anastomosent entre elles et avec celles du côté opposé; leur disposition flexueuse est en rapport avec les variations de volume que la vessie peut subir.

2° Veines. — En rapport avec un système artériel dont les branches, sans offrir de grandes dimensions, sont cependant si multipliées, nous rencontrons d'innombrables veinules.

Étudiées dans leur ensemble, on voit que leur nombre est le double de celui des artères. Elles paraissent descendre du sommet de la vessie vers le col de cet organe et même vers tous les points du pourtour de sa base. Assez grêles au voisinage de leur origine, elles se renforcent successivement de toutes les branches qui leur sont fournies par les différents plans qui constituent les parois vésicales.

Elles viennent toutes se jeter dans ces vastes plexus, dont les mailles embrassent le col de la vessie et la prostate, plexus dans lesquels aboutissent encore la veine dorsale et la verge, les veines si développées que l'on rencontre sur les parois de l'excavation pelvienne, et même de nombreuses branches qui proviennent du plexus hémorrhoïdal; latéralement, il communique par des rameaux volumineux avec les veines obturatrices, honteuses internes et ischiatiques.

De toutes ces anastomoses, il résulte que le plexus des veines vésicales est en quelque sorte le centre d'un vaste réseau veineux qui tapisse tout le plancher de l'excavation pelvienne, ainsi que les viscères qui traversent ce plancher, et qui unit largement entre elles, non-seulement la plupart des branches d'origine des veines hypogastriques, mais encore ces deux veines elles-mêmes.

Chez la femme, l'absence de la prostate et, au contraire, la présence de l'ovaire dans un lieu assez éloigné de la vessie, fait que les plexus vésicaux sont moins développés; ils communiquent, en bas, avec le plexus vaginal, et, en arrière, avec le plexus utérin. Les relations que présentent les veines vésicales avec celles de l'ovaire et, d'une manière générale, avec tout le système veineux si développé de l'appareil gestateur, nous rendent compte d'un fait clinique qui, jusqu'à présent, n'a pas été assez mis en relief.

Voici en quoi il consiste :

Il n'est pas rare de rencontrer des femmes atteintes de cystites, chez lesquelles on ne saurait, par aucune des causes habituelles (calculs, altérations du canal de l'urèthre, diathèse rhumatismale), expliquer le développement et surtout la chronicité de la maladie. On voit parfois leur état s'améliorer, mais presque fatalement surviennent des récidives.

Nous pensons que cette ténacité de certaines cystites tient, chez la femme, à la congestion des plexus vésicaux survenant sous l'influence de la menstruation. Rien n'est plus commun, en effet, que de noter une aggravation à chaque période menstruelle ; à ces données successives doit être attribuée la résistance que présente l'affection à toute thérapeutique.

Si maintenant nous revenons sur quelques points de notre description, nous voyons d'abord qu'une des veines vésicales les plus importantes, veine qui mériterait de recevoir un nom spécial, se détache au niveau de l'ouraque, descend sur la face antérieure de la vessie, et, accrue de nombreux affluents qui viennent, à droite et à gauche, verser dans sa cavité le sang qu'ils ont puisé dans l'épaisseur des parois vésicales, passe entre les deux ligaments antérieurs de la vessie, à travers une petite ouverture spécialement creusée pour elle, que présente l'aponévrose pelvienne et va se jeter dans les plexus de Santorini. La présence de cette veine doit singulièrement gêner l'opérateur qui se propose de pratiquer la ponction de la vessie par le procédé de M. Voillemier.

Une autre particularité qui nous explique la fréquence des phlébites et des infections purulentes consécutives aux procédés de taille, dans lesquels on intéresse forcément le col de la vessie, c'est que précisément c'est au pourtour de cet orifice que se trouvent les veines les plus nombreuses et les plus développées.

Vaisseaux lymphatiques. — Ils forment deux plans, l'un situé au milieu des fibres musculaires, et l'autre sous l'épaisseur de la muqueuse.

Les lymphatiques de la tunique musculeuse ont été découverte par Zeller, Cruihsank, et réprésentés par Mascagni.

Ils sont nombreux, on les voit ramper sous le péritoine en s'anastomosant entre eux, puis s'enfoncer dans l'épaisseur de la tunique musculaire.

De très petits ganglions, également sous-péritonéaux et situés sur les parties latérales de la vessie, au voisinage des artères ombilicales, se montrent ordinairement sur leur trajet; après avoir traversé ces petits ganglions, ils se dirigent en dehors et en arrière, pour se terminer dans les ganglions hypogastriques.

Les vaisseaux lymphatiques de la tunique muqueuse ont été injectés par Fohmann; on ignore s'ils communiquent avec les précédents, leur direction et leur terminaison sont les mêmes.

D'après Sappey, l'existence de ces vaisseaux ne serait pas suffisamment démontrée.

« On voit, il est vrai, des lymphatiques sur la surface externe de la vessie; mais tous proviennent de la prostate qui en possède un grand nombre, ou des vésicules séminales qui n'en sont pas moins richement dotées.

« Pour établir qu'ils tirent leur origine des parois vésicales, il faudrait les injecter sur la surface libre de la muqueuse, et les suivre, de là, jusqu'aux ganglions; or, j'ai constamment échoué dans cette tentative, et je ne crois pas que d'autres observateurs aient été plus heureux; car aucun, parmi ceux qui les admettent, ne mentionne des faits à l'appui de son opinion : les Musées ne renferment point de préparations de ce genre. »

Les nerfs proviennent du plexus hypogastrique; les uns se distribuent à la tunique musculaire et les autres à la tunique muqueuse.

Le tissu cellulaire, qui réunit entre eux les différents plans qui composent la vessie, est peu abondant et en général peu serré; sur quelques points, il se trouve mêlé à des vésicules adipeuses.

CHAPITRE IV

PHYSIOLOGIE DE LA VESSIE

La vessie joue un double rôle : 1° Elle sert de réservoir à l'urine et en rend l'expulsion intermittente ; 2° elle intervient d'une manière active dans cette expulsion.

L'urine, séparée du sang par les reins, s'accumule dans les tubes urinifères de la substance corticale ; à mesure que l'urine est sécrétée, par une sorte de vis à tergo semblable à cette force qui joue un si grand rôle dans la circulation veineuse et lympathique, les dernières portions poussent devant elles, dans les voies ouvertes de la sécrétion, le liquide qui les remplit. L'urine passe ainsi des tubes urinifères qui constituent les Pyramides de Ferrein, dans ceux qui ont reçu le nom de Pyramides de Malpighi ; elle arrive ainsi dans les calices et le bassinet ; du bassinet l'urine passe dans les uretères.

Chez l'homme qui se tient de quinze à dix-huit heures par jour dans la station verticale ou assise, la pesanteur exerce une certaine influence sur le cours de l'urine ; mais l'écoulement a lieu tout aussi bien dans le décubitus dorsal et chez les quadrupèdes.

Les uretères, destinés à transmettre les urines dans la vessie, concourent activement à sa progression par la contractilité de leurs parois.

La sécrétion de l'urine s'effectue d'une manière continue ; il est une expérience qui permet aisément de s'en convaincre : on ouvre la cavité abdominale, on attire à l'extérieur un des uretères que l'on sectionne, et l'on voit l'urine s'écouler goutte à goutte. D'ailleurs, cette expérience se trouve toute préparée chez les individus atteints d'exstrophie de la vessie ; ici, on voit poindre goutte à goutte l'urine au sommet de ces petites tumeurs qui correspondent à l'orifice des uretères ; de même chez les gens atteints de fistules vésicales ; si ces fistules occupent un point suffisamment déclive, l'écoulement est continu.

L'urine s'écoulerait donc incessamment au dehors, s'il n'y avait sur le trajet des voies de l'excrétion un réservoir destiné à en rendre l'expulsion intermittente, et ce réservoir c'est la vessie.

L'urine arrive goutte à goutte dans la vessie et elle s'y accumule. L'ouverture de sortie de la vessie se trouve close par un sphincter placé à l'origine de l'urèthre. Ce sphincter ne cède à la contraction des parois musculaires de la vessie et à celle des parois de l'abdomen, que lorsque la volonté intervient ou que la distension du réservoir est poussée à ses limites extrêmes.

L'urine qui s'accumule dans la vessie ne peut rétrogader par les uretères. Ce retour n'a pas lieu quand la vessie est distendue par l'urine, ni même au moment où la vessie, revenant sur elle-même par la contraction de ses parois et la pression des muscles abdominaux, chasse le liquide qu'elle contient du côté de son orifice uréthral; en effet, les uretères cheminent obliquement entre les tuniques de la vessie pendant une distance de 3 centimètres environ. Il en résulte que la distension de la vessie par l'urine a une tendance naturelle à appliquer l'une contre l'autre les parois de la portion d'uretère engagée dans l'épaisseur de la vessie.

Or, cette tendance n'est en aucune circonstance plus marquée qu'au moment où la vessie, se contractant sur la masse liquide qu'elle contient, détermine ainsi sur tous les points de l'organe une compression proportionnée à la force de contraction.

Lorsque par suite d'obstacles à la sortie de l'urine hors de la vessie, celle-ci se trouve soumise à une distension permanente, on a souvent remarqué que les uretères se dilatent et acquièrent des dimensions assez considérables.

Cette distension ne doit nullement être interprétée par un reflux de l'urine dans les uretères, car ce reflux est impossible, ainsi que nous l'avons démontré : il n'est que la conséquence de la persistance de la sécrétion rénale.

Lorsque, en effet, la vessie distendue ne peut plus recevoir d'urine, le liquide qui arrive incessamment par les uretères s'accumule de proche en proche dans ces conduits, ainsi que dans le bassinet et les calices, et finit à la longue par amener des dilatations permanentes.

Ce mécanisme nous démontre quelles étroites connexions unissent entre elles les demi-parties qui constituent l'appareil urinaire, leur solidarité au point de vue physiologique et pathologique; il nous rend compte des lésions rénales qui compliquent si fréquemment les affections de la vessie.

Enfin, les orifices des uretères peuvent être rapprochés l'un de l'autre par les faisceaux de la tunique charnue de la vessie, placés entre eux.

La contraction de ces faisceaux, en rapprochant la paroi interne de ces conduits, peut concourir à les dilater et favoriser ainsi l'abord de l'urine dans la vessie, à la condition toutefois que la vessie ne soit pas remplie de liquide.

L'urine, arrivée dans la vessie, s'y accumule, et, en s'y accumulant, développe ce réservoir qui, dans l'état de vacuité, est plongé dans l'excavation du bassin.

A mesure qu'elle se remplit, la vessie refoule les organes voisins, s'élève au-dessus du pubis, en un mot, présente les différents changements de position que nous avons étudiés dans l'anatomie.

En général, le besoin d'uriner survient avant qu'il y ait dans la vessie autant de liquide qu'elle pourrait en contenir.

Lorsque nous résistons longtemps à ce besoin, et cela habituellement, la vessie finit par acquérir de plus grandes dimensions. Le volume plus considérable de la vessie chez la femme tient à ce que la femme est plus esclave que l'homme des bienséances sociales.

La volonté, du reste, a ses limites, et elle devient impuissante à la longue.

C'est surtout ce que l'on observe toutes les fois que la muqueuse vésicale, enflammée, se trouve péniblement impressionnée par le contact de l'urine, ou encore lorsque l'abdomen, distendu par des tumeurs de diverse nature, ne permet pas le libre développement de la vessie ; dans la grossesse, le besoin d'uriner est assez fréquent par la même raison.

Les efforts divers entraînant la contraction des muscles de l'abdomen, déterminent souvent l'émission de l'urine lorsque la vessie est remplie.

Le besoin d'uriner est relié à une sensation interne dont le point de départ est dans la vessie, mais dont le siége est dans le système nerveux ; comme celui de tous les besoins.

Ce besoin n'est pas toujours lié à la réplétion de la vessie ; dans les maladies de cet organe, il se fait souvent sentir, alors qu'il n'y a que quelques gouttes d'urine dans le réservoir vésical.

L'émission de l'urine est déterminée par la contraction du plan charnu de la vessie, aidé de la contraction des muscles abdominaux.

Les matières à expulser étant liquides, le concours des muscles abdominaux est ici moins nécessaire que pour la défécation.

La direction des divers plans musculaires qui constituent la portion contractile de la vessie est telle que, lorsqu'ils entrent en jeu, le liquide se trouve dirigé vers le col de la vessie.

Or, ces muscles, en se contractant, prennent un point d'appui sur la masse liquide qui remplit la vessie ; ils exercent ainsi sur le col une traction qui concourt à la distendre.

La vessie à elle seule peut déterminer la sortie de la plus grande partie de l'urine contenue dans sa cavité ; lorsqu'on pratique des vivisections sur des chiens, il n'est pas rare de voir la vessie se vider, alors que l'abdomen est largement ouvert.

Si on détache alors la vessie et si on l'ouvre, on s'aperçoit que sa cavité a presque complétement disparu, et l'on ne trouve plus que quelques gouttes du liquide dans son intérieur.

Chez l'homme, la vessie est moins musculeuse que chez le chien, et la contraction des muscles abdominaux est probablement nécessaire pour faire passer les dernières gouttes de l'urine de la vessie dans l'urèthre.

La contraction des muscles abdominaux se joint d'ailleurs à celle de la vessie, dès le début de la miction. Cela a lieu surtout lorsque nous voulons précipiter le jet de l'urine ou lorsqu'il y a des obstacles au cours de l'urine le long du parcours uréthral.

Lorsque nous voulons uriner, il s'écoule un certain temps (toutes les fois que la vessie n'est pas distendue outre mesure) entre le moment où nous voulons uriner et celui où l'urine apparaît.

Les fibres musculaires sont, en effet, de l'ordre des fibres lisses, c'est-à-dire de ces fibres dans lesquelles la contraction ne s'effectue que d'une manière lente.

Les contractions de la vessie ne sont cependant pas soumises à l'empire de la volonté, elles reçoivent leurs nerfs d'un plexus nerveux mixte.

Pendant que la vessie se contracte, aidée ou non des muscles abdominaux, les muscles du périnée, bulbo-caverneux, ischio-caverneux et les muscles de Wilson sont relâchés.

Lorsque le rôle de la vessie est terminé, c'est-à-dire lorsqu'elle a chassé l'urine qu'elle contenait du côté de l'urèthre, les muscles précédents, groupés autour des portions membraneuse, bulbeuse et spongieuse de l'urèthre, entrent en contraction pour débarrasser ce canal du liquide contenu dans son intérieur, et pour expulser au dehors les dernières gouttes d'urine.

Innervation de la vessie.— Les faits pathologiques sont, pour l'étude de la physiologie, les expériences les plus précieuses, et c'est toujours vers une interprétation pouvant se généraliser à leur ensemble qu'il faut diriger ses efforts.

Or, un fait depuis longtemps démontré, c'est que la section ou l'altération profonde de la moelle s'accompagne à la fois de paraplégie et de paralysie vésicale; il était donc de toute évidence que l'innervation de la vessie était sous la dépendance du segment lombaire de la moelle.

Les premiers travaux de Budge, qui démontraient la subordination du lymphatique lombaire (dont les filets vont à la vessie) au segment correspondant de la moelle, expliquaient les troubles de la contraction vésicale dans les altérations médullaires; mais ils ne rendaient pas compte d'un fait que l'on observe assez souvent à la suite des lésions traumatiques ou spontanées de la moelle, et qui consiste d'abord en une paralysie du corps de l'organe, laquelle se traduit par une rétention complète d'urine; puis, au bout d'un temps variable, apparaît une incontinence qui n'est pas toujours une émission par regorgement, mais qui résulte, dans bon nombre de cas, d'une paralysie secondaire du col même de la vessie, dont le sphincter a perdu toute activité fonctionnelle.

Comme, d'un autre côté, l'étude de la miction physiologique enseigne que ce sphincter est le seul des muscles vésicaux sur lequel ce sphincter ait quelque influence, il fallait admettre que le corps de l'organe est innervé par le grand sympathique, tandis que le col l'est, au moins en partie, par les nerfs cérébro-spinaux proprement dits; on comprenait ainsi que la paralysie pût atteindre isolément l'un ou l'autre de ces systèmes.

Mais, lorsqu'il fut bien établi que le sympathique ne jouit d'aucune indépendance fontionnelle et que, dans les mouvements auxquels il préside, il n'est que l'agent de transmission de l'innervation spinale, il devient beaucoup plus difficile de concevoir l'abolition isolée de ces mouvements antagonistes; l'innervation motrice du corps et du col de la vessie venant également de la moelle, et qui plus est, du même segment de la moelle, on devait prévoir un résultat tout différent; on devait s'attendre à rencontrer constamment la paralysie simultanée de tous les muscles vésicaux, et la rétention, qui précède si souvent l'incontinence, excitait un grand étonnement.

Pour sortir d'embarras, on invoquait une contraction spasmodique du sphincter, qui excite effectivement, dans quelques cas, et on voyait dans la rétention l'effet de cette contraction et non plus le résultat de la paralysie du corps de l'organe. Or, cette explication n'était guère satisfaisante, car il était difficile d'admettre, et surtout de démontrer que, certaines parties motrices sont le siége d'une excitabilité anormale, tandis que les éléments homologues qui prennent naissance au même point, conservent leurs fonctions intactes.

Ainsi, la contraction isolée du col de la vessie n'était pas plus aisément explicable que la paralysie isolée du même organe.

Mais toute difficulté disparaît si l'on découvre dans la moelle deux voies distinctes pour les fibres motrices de l'organe; car il est tout simple que les deux agents de transmission ne soient pas simultanément frappés; il est tout simple aussi que la lésion primitive intéresse secondairement ces éléments nerveux qu'elle n'a pas touchés d'abord.

Or, les recherches nouvelles de Budge ont démontré qu'il y a deux routes différentes pour les fibres motrices de la vessie : l'une est dans les racines antérieures du troisième et du quatrième nerf sacré, l'autre est dans le plexus hypogastrique; la première voie est unie au cerveau par un cordon nerveux qui, du pédoncule cérébral, descend dans les cordons antérieurs de la moelle épinière. Quant aux nerfs vésicaux moteurs contenus dans le plexus, ils viennent d'une partie très limitée de la moelle lombaire.

Les choses étant ainsi, les fibres qui transmettent à la vessie l'impulsion volontaire, c'est-à-dire les fibres motrices du sphincter, doivent être complétement contenues dans le cordon cœlio-sacré, ce qui ne veut pas dire que ce cordon ne donne également des fibres au corps de l'organe. Quant aux fibres motrices qui, nées dans la moelle, se rendent à la vessie par le plexus hypogastrique, elles sont complétement étrangères à l'acte volontaire, et se rendent aux muscles expulseurs de l'urine.

Toute contradiction a cessé de la sorte entre le fait physiologique et le fait pathologique, et, pour les cas auxquels je faisais allusion plus haut, on comprend qu'une lésion puisse abolir la lésion dans le centre vésico-spinal sans atteindre d'emblée et en même temps l'autre système nerveux moteur. Le plus souvent, il est vrai, celui-ci sera frappé rapidement, en raison du voisinage des points d'émergence.

On peut d'ailleurs observer, à l'état de santé, un fait qui démontre bien l'antagonisme des nerfs vésicaux; l'acte musculaire complexe qui opère la miction est un acte réflexe qui succède à la sensation spéciale produite par la plénitude de la vessie. Lorsque cette impression transmise à la moelle a excité le système moteur correspondant et que la miction va se produire, la volonté peut déterminer une contraction puissante du sphincter vésical et de ses congénères et s'opposer, pendant un temps plus ou moins long, aux effets de la contraction réflexe des muscles expulseurs, autrement dit des muscles du corps de l'organe.

Il n'est pas sans intérêt de rapprocher de ce fait vulgaire un détail anatomique dont nous devons aussi la connaissance à Budge. Les nerfs sensitifs de la vessie, ceux-là, par conséquent, qui transmettent à la moelle l'excitation réflexe, sont contenus exclusivement dans le plexus hypogastrique, et ils gagnent le cordon rachidien par les rameaux anastomotiques du plexus avec le tronc du sympathique lombaire, par les veines communiquantes qui relient ces derniers à la moelle, par les racines postérieures lombaires.

En résumé, les nouvelles recherches sur l'innervation de la vessie nous rendent compte de l'indépendance réciproque du sphincter et des muscles expulseurs ; elles nous rendent compte aussi de la double influence qu'exerce la moelle sur la miction, pour laquelle elle est à la fois un centre fonctionnel et un simple agent de transmission, et par là elle nous permettait de comprendre l'inertie fonctionnelle de chacun des systèmes moteurs de la vessie.

Mais, avant de terminer l'étude de l'innervation vésicale, il est nécessaire d'insister sur un fait qui, s'il n'était bien connu, pourrait donner lieu à de graves erreurs.

Toute incontinence d'urine qui succède à une rétention, n'est point le afit de la paralysie du col de la vessie; souvent l'incontinence n'est qu'apparente, en ce sens qu'elle résulte simplement de la distension de l'organe; il y a alors miction par regorgement; l'obstacle opposé normalement par le sphincter à l'écoulement de l'urine a été mécaniquement forcé, et le liquide accumulé s'écoule passivement, jusqu'à ce que la diminution de la pression excentrique dans la cavité vésicale permette au muscle de revenir sur lui-même et de reprendre son rôle de constricteur. Il n'y a pas dans ce cas-là paralysie du sphincter vésical.

De l'absorption de la muqueuse vésicale. — Un des points les plus importants et les plus controuvés de la physiologie de la vessie est assurément la solution de ce problème : la muqueuse vésicale absorbe-t-elle? Les opinions sont tellement partagées, que nous pouvons les grouper sous trois chefs :

1er *Groupe. Auteurs qui n'admettent pas l'absorption par la muqueuse vésicale.* — Susini et Küss la nient absolument.

Ainsi M. Küss, de Strasbourg, traitait un vieillard calculeux ayant un catarrhe vésical avec ténesme.

Il fit dans la vessie des infusions de racine de belladone pendant trois jours. Il n'y eut pas le moindre accident toxique, pas de dilatation de la pupille. Aussi, dit-il, il n'y eut aucun bénéfice pour le malade.

Il y fut substitué alors une solution filtrée d'une portion d'opium dans 100 parties d'eau, injectées après chaque miction. Il n'y eut aucun effet toxique général, mais le vieillard ne tarda pas à se plaindre d'un engourdissement dans la région périnéale et de la perte totale du besoin d'uriner, ce qui l'inquiéta plus fort que le ténesme dont il était précédemment affligé.

Toutefois, MM. Küss et Susini ont refusé d'accepter l'absorption de l'opium dans ce fait.

M. Susini voulut expérimenter alors sur lui-même ; il s'injecta de l'iodure de potassium, à la dose de 4, 6 et 10 grammes, de la belladone, du cyano-ferro-potassique, sans constater la moindre absorption.

D'après ces faits, on voit que Küss et Susini n'établissent pas de distinction, au point de vue de l'absorption, entre la vessie saine et la vessie malade, et nient d'une manière générale et formelle l'absorption par la muqueuse vésicale.

Thompson nie également l'absorption (Th. Lancet, 20 juin 1817). Civiale, dans son Traité des maladies des voies urinaires, la regarde comme étant à peu près nulle.

2e *Groupe. Auteurs qui admettent l'absorption des substances médicamenteuses par la vessie.* — MM. Ségalas, père et fils, sans admettre eux non plus, de distinction entre la vessie saine et la vessie malade, considèrent l'absorption par la muqueuse vésicale comme étant presque aussi active que par la muqueuse de l'estomac.

Il cite vingt-une expériences ; mais, dans huit d'entre elles, l'absorption a été nulle ; il plaçait une sonde, puis liait l'urèthre au niveau du méat.

Or, il est démontré que si la muqueuse vésicale, à l'état sain, n'absorbe pas, il n'en est peut-être pas ainsi de la muqueuse uréthrale ; par conséquent, les expériences de Ségalas n'ont pas la rigueur désirable, car on peut toujours opposer à ces résultats que l'absorption s'est effectuée par la muqueuse uréthrale.

M. le professeur Best a publié, dans les comptes rendus de la Société de Biologie (1869), le résultat des expériences entreprises par lui pour éclairer ce point de physiologie : lui aussi faisait des injections dans la vessie après avoir lié le méat sur la sonde, et il constate que les substances injectées dans la vessie étaient absorbées.

Donnant le résultat de ses recherches dans la séance du 13 novembre 1869, sa communication devint le point de départ d'une discussion dans laquelle plusieurs savants émirent leur opinion. Brown-Séquard rappela qu'en Italie et en Russie on profitait de l'absorption par la vessie, dans le traitement du choléra, conduite que lui-même a suivie plusieurs fois. Gubler dit que le fait de l'absorption est incontestable, mais qu'elle est probablement moindre que par d'autres muqueuses ou par le tissu cellulaire.

En 1868, M. Suzon, à l'hôpital Necker, publia dans le *Bulletin de thérapeutique* plusieurs observations de maladies des voies urinaires, avantageusement traitées par des injections vésicales.

Enfin, pour terminer la liste des physiologistes qui admettent l'absorption par la muqueuse vésicale, nous citerons Bérard (Cours de physiologie, tome II), qui pense que la vessie absorbe, quoique avec moins de perfection que les autres muqueuses. Longet (Traité de physiologie), qui l'admet aussi, mais d'après des observations qui pourraient, dit-il, ne pas paraître très concluantes.

3e *Groupe.* — Auteurs qui admettent l'absorption par la muqueuse vésicale, lorsque l'épithélium a été détruit par un état pathologique quelconque, mais qui refusent à la muqueuse vésicale saine la propriété d'absorber.

MM. Alling et Jolyet entreprirent, en 1869, de nouvelles expériences sur l'absorption vésicale.

Déjà Alling avait fait quelques recherches qui le conduisirent à admettre l'absorption; mais, ayant fait une injection sur un chien à vessie saine, après avoir pris bien soin d'introduire la sonde jusque dans la vessie, il obtint un résultat négatif. Renouvelant cette expérience, mais cette fois sans pousser la sonde jusque dans la vessie, l'absorption se produisit. Cette contradiction devint pour lui l'origine de cette idée nouvelle, que l'urèthre pouvait bien être la cause de toutes les erreurs. Tous ses efforts furent dirigés dans ce sens. Pour voir ce qu'il pouvait y avoir de vrai dans cette opinion; il devait :

Prendre une substance dont on pût facilement constater l'absorption, l'injecter dans la vessie, en empêcher soigneusement le passage dans l'urèthre, observer les effets; puis, s'il n'y avait pas absorption, faire passer dans l'urèthre ce même liquide, ou bien en y injecter directement une dose égale, en ayant soin d'exclure toute possibilité d'absorption ultérieure par la vessie.

Le chien réunit toutes les conditions nécessaires pour cette expérience.

Il faut d'abord lui ouvrir le ventre et mettre à nu la vessie et la première partie de l'urèthre. On voit alors qu'il y a entre la vessie et la prostate une portion d'urèthre longue d'un centimètre environ, que l'on peut facilement lier sur une sonde; et, par une heureuse disposition des vaisseaux vésicaux, on évite sûrement et facilement de les comprendre dans la ligature, ce qui était de première importance au point de vue de l'absorption. Quelques petits vaisseaux se rendent à la vessie par en haut, dans l'épaisseur des replis péritoneaux; ceux-là ne sont pas du tout en jeu; les principaux viennent des iliaques internes, se dirigent transversalement vers le col de la vessie; mais, arrivés à deux ou trois centimètres du col, ces vaisseaux se bifurquent; une branche se dirige en haut sur le col de la vessie, l'autre en bas, en avant de la prostate, de sorte que, en considérant les vaisseaux des deux côtés, ils forment un losange dont la diagonale est représentée par l'urèthre.

Ainsi, après la ligature de l'origine de l'urèthre, toute la circulation vésicale est parfaitement libre; la démonstration directe peut se faire en injectant du bleu de Prusse par l'aorte; immédiatement toute la vessie se colore en bleu.

Voici une expérience faite par **MM.** Jolyet et Alling :

« 16 juillet 1870. — Jeune chien de taille moyenne, ayant mangé le matin. Une sonde est placée dans la vessie, puis nous ouvrons le ventre et lions l'urèthre sur la sonde au niveau du col. L'urine acide est alors évacuée. Les pupilles sont normales et l'iris mobile.

« 1 h. 50. Injection de 5 centigrammes d'atropine (solution au 1/50e). L'injection est faite en prenant les plus grandes précautions, la sonde est bouchée, de façon que rien ne puisse suinter au dehors, et on évite de toucher aux yeux avec les doigts.

« 2 h. 14, 2 h. 30, 2 h. 50. — Rien, pas la moindre dilatation anormale des pupilles.

« Nous attirons alors la sonde hors de la vessie; elle entre dans l'urèthre, le méat est lié et la sonde bouchée; la vessie communique alors librement avec l'urèthre; mais elle ne se contracte pas de suite, ce n'est qu'à 3 heures que, l'ayant excitée avec le doigt, elle se contracte énergiquement et chasse son contenu dans l'urèthre. Cinq minutes après, les pupilles se dilatent notablement, et, cinq minutes plus tard, il y a dilatation complète, l'iris est presque effacé. »

Expérience faite par M. Alling sur lui-même :

« Le 22 juin 1830, étant dans l'état normal, après avoir uriné, je me suis fait injecter dans la vessie 5 centigrammes de chlorhydrate de morphine (solution au dixième). L'injection est faite à l'aide d'une petite sonde et de la seringue de Pravaz. Je n'ai eu aucune conscience de la présence du liquide dans la vessie. Or, dit cet auteur, je suis très sensible à la morphine; je me suis fait fréquemment des injections sous-cutanées, à des doses variables; je connais parfaitement toutes les sensations dues à l'absorption de la morphine. Par l'estomac, je reconnais l'absorption de 1 centigramme. M'étant fait pratiquer quelques jours avant une injection sous-cutanée de 2 milligrammes ¼ de morphine, dix minutes après j'ai commencé à éprouver les phénomènes caractéristiques de l'absorption. Or, j'ai pu garder l'injection dans la vessie une heure et demie sans avoir pu constater le moindre phénomène d'absorption, et sans avoir ressenti, le reste de la journée, le plus léger effet toxique.

De cette expérience MM. Jolyet et Alling concluent que la vessie, à l'état sain, n'absorbe pas.

Pour compléter leur doctrine, restait à prouver l'absorption par la muqueuse uréthrale. Pour cela, M. Alling introduisit dans l'urèthre une mèche enduite d'un peu de pommade contenant 2 centigrammes de chlorhydrate de morphine; au bout de quelques heures, étourdissements complets.

Nous rapprocherons de cette expérience un fait tiré de la pratique de Michon, le chirurgien de la Pitié. Il avait l'habitude d'employer au lieu d'huile, pour graisser les sondes, du cérat belladoné, et fréquemment il y avait des phénomènes d'intoxication, de dilatation des pupilles chez les malades.

M. Demarquay a étudié l'absorption par la vessie chez l'homme, et sur des vessies saines, dit-il.

Il employa l'iodure de potassium ; sur seize cas qu'il rapporte (*Union médicale*, 1867), il y a eu, dans la moitié, absence totale d'absorption, et dans l'autre moitié absorption plus ou moins rapide et en quantité plus ou moins grande. M. Demarquay observait chez des individus qu'il traitait en même temps pour des rétrécissements de l'urèthre et chez lesquels il passait chaque matin des bougies ; or, dans les rétrécissements de l'urèthre, surtout lorsqu'ils sont très prononcés, il est bien rare que la vessie soit absolument saine; aussi MM. Jolyet et Alling pensent-ils que, dans les cas où il y avait absorption, la vessie était malade ; qu'elle était saine dans le cas contraire. Et c'est ainsi qu'ils expliquent cette inégalité dans les résultats.

De tous ces faits, Jolyet et Alling concluent :

Que la vessie saine n'absorbe pas les substances médicamenteuses ou toxiques d'une façon appréciable, mais que la vessie malade les absorbe ;

Que l'urèthre sain les absorbe très bien.

Nous avons, à notre tour, cherché à éclaircir cette question, et de nos recherches que nous allons exposer, nous tirons cette conclusion :

1° Très probablement, à l'état sain, la vessie n'absorbe que d'une manière insensible ; mais rien n'est rare comme de rencontrer une urine dont, nulle part, l'épithélium ne présente une légère desquamation ;

2° Les altérations de l'épithélium sont extrêmement fréquentes, c'est ce qui explique pourquoi les substances injectées dans la vesssie sont absorbées en quantités extrêmement variables, mais toujours proportionnelles au degré d'altération des deux couches épithéliales de la muqueuse vésicale. Si ces deux couches sont altérées et détruites, ainsi que cela a lieu dans la plupart des cystites, par exemple, l'absorption sera tout aussi rapide et énergique que par le tissu cellulaire ;

3° Les résultats contradictoires obtenus par les divers expérimentateurs tiennent uniquement à ce que leurs expériences portaient sur des sujets dissemblables, les uns possédant une intégrité vésicale complète, chez les autres l'épithélium étant plus ou moins altéré.

Il n'existe aucune différence au point de vue physiologique, et surtout au point de vue de l'absorption entre la muqueuse uréthrale et la muqueuse vésicale.

En ceci, nous différons complètement d'opinion avec MM. Jolyet et Alling ; ce qui les a induits en erreur, c'est un fait vrai, mais auquel ils ont donné une mauvaise interprétation.

Le fait est vrai : injectez une substance dans la vessie, injectez-la dans l'urèthre, les cas où elle sera absorbée dans l'urèthre seront plus fréquents.

Mais quelle en est la cause ? ce n'est nullement une différence d'action physiologique ; cela tient simplement à ce que l'épithélium uréthral se trouve infiniment plus exposé à être altéré que l'épithélium de la vessie. nous pensons que le passage seul de toute sonde, bien plus que la simple distension du canal par un liquide, suffit pour altérer par places son épithélium et pour ouvrir à l'absorption des portes plus ou moins larges.

Si nous voulions maintenant appuyer notre opinion sur des faits, nous aurions un vaste champ devant nous.

Quî ne connaît ces cas de mouvements fébriles survenus à la suite du cathétérisme ? Or, qu'est-ce ? sinon une intoxication urineuse due à une éraillure de l'urèthre par la sonde et au passage de l'urine dans le système absorbant.

On sait combien, dans les cystites, la résorption des produits septiques s'effectue avec facilité.

Mais un point sur lequel il convient d'insister, c'est l'absorption par la muqueuse vésicale, dans des cas où cette muqueuse paraît saine.

Voici quelques expériences à cet égard :

Au n° 13 de la salle Sainte-Marthe (Charité), se trouve couchée une jeune fille hystérique, âgée de vingt-quatre ans. Parmi les nombreux phénomènes qui chez elle caractérisent l'hystérie, se trouve une paralysie vésicale, paralysie intermittente qui a existé cet hiver, et spontanément et parfaitement guérie, pour se reproduire depuis quelque temps. La rétention d'urine est complète, mais il n'y a pas anesthésie de la muqueuse; aussi, dès qu'elle éprouve le besoin d'uriner, réclame-t-elle. L'urine est parfaitement claire, le méat, le canal de l'urèthre et la muqueuse vésicale paraissent intacts.

Nous faisons, le 25 juin 1872, une injection de 1 centigramme de chlorhydrate de morphine, à six heures du soir. Cette fille, dont les nuits étaient toujours très-agitées, dormait à neuf heures d'un profond sommeil; on voulut la réveiller; elle répondait aux questions qu'on lui adressait comme l'eût fait une personne ivre. (Elle n'avait pas été prévenue qu'on lui faisait l'injection d'un liquide spécial, et supposait une irrigation destinée à laver sa vessie.)

Le lendemain, elle fit part spontanément de la sensation étrange qu'elle avait éprouvée durant la nuit; c'était, disait-elle, un besoin de sommeil, un anéantissement complet, étrange; on eût voulu l'enlever, la transporter n'importe où, elle n'eût pu s'y opposer.

La nuit suivante, nous ne faisons pas d'injection. Le sommeil ne vient pas, et cette nuit ressemble à celles qu'elle passait avant qu'on n'eût pratiqué d'injection.

27 juin, pas d'injection. Le lendemain elle en réclame.

28 juin, à six heures du soir, injection dans la vessie de 3 centigrammes d'atropine. A six heures et demie, les pupilles commencent à se dilater. A huit heures, la dilatation est complète, l'iris est immobile.

Quelle conclusion tirerons-nous de ce fait? C'est que chez cette femme, dont la muqueuse vésicale serait considérée comme saine par tout le monde, il doit y avoir une éraillure de l'épithélium, provoquée peut-être par la rétention d'urine, peut-être par la sonde, car chez elle l'absorption est rapide et énergique.

Autre expérience.

N° 6, salle Saint-Michel. — Homme atteint de bronchite avec emphysème.

Nous lui proposons, le 27 juin, de lui faire une injection dans la vessie afin de calmer son agitation.

Il accepte, et nous injectons 1 centigramme de chlorhydrate de morphine. La nuit a été meilleure, mais l'absorption n'a pas été aussi énergique que chez la femme hystérique. Le lendemain, injection de 3 centigrammes. Résultats positifs.

OBSERVATION. — *Salle Sainte-Marthe, n° 3.* — *Cystite.* — Marie Forcol, cuisinière, âgée de 28 ans, mariée. Paraît avoir eu, vers l'âge de 15 ans, une fièvre typhoïde. Père mort d'une affection carcinomateuse. Mère bien portante. Mariée à 24 ans, a eu trois enfants. Couches bonnes. Règles toujours été normales. Son affection remonte au mois de décembre 1870. A ce moment, elle est prise d'une envie irrésistible d'uriner, ce besoin se répète à de courts intervalles, et c'est la première manifestation de la maladie. Le passage de l'urine déterminait un sentiment de brûlure dans le canal de l'urèthre. Pas d'écoulements. Paraît avoir eu une incontinence d'urine par regorgement. On lui fit à cette époque trois injections intra-vésicales, qui furent très-douloureuses. Au bout d'un certain temps, à la suite d'application de cataplasmes émollients, les douleurs diminuèrent, l'incontinence cessa, mais fut remplacée par des besoins incessants d'uriner; l'amaigrissement continuait et les règles étaient presque supprimées. Sur ces entrefaites, survint une grossesse qui fut menée à bon terme; l'enfant était sain. Pendant tout ce temps, la cystite continua sans changements appréciables, si ce n'est les urines, qui étaient moins troubles. Puis, nouvelle incontinence après l'accouchement. Pendant trois semaines, disparition de tous les phénomènes morbides; on croit à une guérison; trois semaines plus tard, la fièvre et les phénomènes morbides reparaissent, et la malade entra à la Charité le 13 avril 1872.

ETAT GÉNÉRAL. — Pâleur mate, coloris souvent aux pommettes; chaque nuit, mouvement fébrile accompagné de sueurs; la vessie ne remonte pas au-dessus de la symphyse pubienne; une sonde introduite dans la cavité permet de constater sa susceptibilité extrême, ses faibles dimensions, l'absence de colonnes charnues et l'absence de calculs. Voies externes de la génération rouges, mais il n'y a pas d'écoulement vaginal. Les urines sont très chargées de pus. Rien dans l'état général ne permet de rapporter cette cystite à une diathèse quelconque. A-t-elle succédé à une blennorrhagie? Les antécédents ne le disent pas.

TRAITEMENT. — Injection de sirop de térébenthine; leur contact est très douloureux; à l'intérieur, capsules de thérébenthine et sirop. Plus tard, ces injections sont remplacées par des injections d'eau et d'alcool camphré, à doses égales, sans amener de changements appréciables. Les urines sont toujours purulentes, les mictions très fréquentes, la vessie aussi sensible, et la fièvre revient chaque soir.

C'est dans ces circonstances que nous pratiquâmes, après avoir préalablement lavé avec soin la vessie, une injection d'un centigramme de chlorhydrate de morphine; elle fut suivie d'un apaisement complet dans les douleurs, qui d'ordinaire étaient très vives avec les injections antérieures. Cette sensation de bien-être persista jusqu'au lendemain matin, et les besoins d'uriner furent infiniment moins fréquents pendant cette nuit.

Deux jours après, l'injection alcoolisée habituelle fut administrée : vives douleurs, besoin fréquent d'uriner, insomnie; en un mot, contraste frappant avec les résultats obtenus par l'injection du chlorhydrate de morphine. A trois reprises différentes, le chlorhydrate fut encore injecté à la dose d'un centigramme. Les effets sédatifs sur la vessie et sur le système nerveux ne se sont pas démentis; quant à l'urine, elle reste purulente, et l'amélioration consiste dans la diminution des douleurs et l'éloignement des mictions.

Ce fait nous paraît trancher d'une manière péremptoire une question de physiologie sur laquelle la lumière est loin d'être faite : nous voulons parler de l'absorption par la muqueuse vésicale.

Dans le cas actuel, *à priori*, la fièvre lente, l'élévation de la température, nous paraissaient pouvoir être rapportées à la résorption de certaines parties du pus.

Les phénomènes qui ont suivi l'injection du chlorhydrate de morphine ont été en tout semblables à ceux qui se produisent lorsque cette substance est directement présentée aux surfaces absorbantes, et indiquent clairement, non seulement la réalité de son absorption, mais encore la perfection avec laquelle elle s'est accomplie. Car, à la dose ne dépassant pas un centigramme, nous avons obtenu une nuit entière de sédation. Ces faits étant plus connus, nous permettront de considérer la muqueuse vésicale comme une surface absorbante, du moins à l'état pathologique.

CHAPITRE V

DÉVELOPPEMENT DE LA VESSIE

Vers l'extrémité caudale de l'embryon, le feuillet interne de la vésicule blastodermique forme, en se repliant, un cul-de-sac analogue à celui que l'on observe du côté de l'extrémité céphalique, et auquel Wolff a donné le nom de *fovea inferior*, et de Baer celui d'*aditus inferior ad intestinum*. C'est de ce cul-de-sac que naît le rectum, et de la face antérieure de cet organe se détache bientôt après un bourgeon qui s'allonge rapidement pour former la vésicule allantoïdienne.

Plus tard et lorsque l'allantoïde a déjà acquis un développement considérable, son pédoncule s'arrondit en une poche allongée qui, d'un part, inférieurement communique avec le rectum, et, de l'autre, se continue avec la cavité allantoïdienne par un pédicule creux qui sort par l'ombilic; c'est l'ouraque.

Dans cette poche, qui n'est autre chose que la vessie future, viennent s'aboucher trois ordres de canaux : les conduits excréteurs des corps de Wolff, les spermiductes et les uretères.

Mais l'éperon, situé en arrière, entre la vessie et le rectum, en s'allongeant vers l'anus, finit par séparer l'un de l'autre ces deux organes, tandis qu'en avant, entre les points d'abouchement des uretères et des spermiductes, il s'établit un resserrement qui marque le col vésical.

Alors toute communication, soit avec le rectum, soit avec l'ouraque, ayant définitivement cessé, et la vessie ne recevant plus qu'un seul des trois ordres de canaux qui s'y rendent primitivement, c'est-à-dire les uretères, le réservoir de l'urine se trouve définitivement constitué.

Effectivement, les conduits excréteurs des corps de Wolff se sont atrophiés, et les spermiductes s'abouchent au dehors de la vessie, en avant des sphincters, dans la portion de l'urèthre qui a été désignée sous le nom de prostatique.

Longtemps avant que ces changements soient définitivement accomplis, les organes génitaux externes se sont rapprochés des internes et, par corrosion du fond du cul-de-sac vestibulaire commun, c'est-à-dire du cloaque qui représente la portion bulbeuse et membraneuse de l'urèthre, la communication s'est établie entre eux.

A chacune des phases par lesquelles passe le développement des organes génito-urinaires peut correspondre un vice de conformation. Ainsi, la vessie peut conserver avec le rectum la communication qui était établie primitivement entre l'allantoïde et l'extrémité inférieure du tube digestif; c'est ce qui constitue la fistule recto-vésicale congénitale.

D'autre part, l'ouraque, au lieu de s'oblitérer, peut rester perméable ; l'urine s'écoule alors à travers l'ombilic; fistule ombilicale congénitale.

Mais le vice de conformation le plus remarquable de la vessie est celui que l'on a désigné sous le nom d'*exstrophie*.

Il consiste dans l'absence de la moitié antérieure de la vessie et dans la hernie de sa moitié postérieure, à travers une large ouverture du pubis et de l'abdomen.

L'*exstrophie* se présente sous l'aspect d'une tumeur située sur la ligne médiane, à la partie inférieure de la région abdominale antérieure ; elle est dépressible, réductible, rougeâtre plus ou moins foncée, parfois saignant au moindre contact; sa surface est très souvent incrustée de sédiments calcaires.

Sur les côtés de cette tumeur se trouvent d'ordinaire les tranches horizontales du pubis, écartées par elle parfois cependant elle se trouve placée au-dessus d'une symphyse normale.

Chez le jeune malade opéré par Maisonneuve, on voyait se dessiner assez nettement deux lignes qui, du sommet de la tumeur, se portaient obliquement en bas et en dehors vers les branches écartées du pubis; ces lignes circonscrivaient entre elles un triangle dont le sommet se dirigeait vers l'ombilic et dont la base inférieure s'étendait entre les arcades pubiennes.

Il est probable que ce relief était dû aux artères ombilicales oblitérées qui de l'ouraque se dirigent vers l'excavation du bassin pour se jeter dans les hypogastriques, après avoir pris un point d'appui sur les côtés de la vessie.

L'urine paraît suinter de toute la surface de la tumeur, mais, en l'examinant avec soin, on reconnaît qu'elle s'écoule du sommet de deux fongosités, qui sont les uretères.

La verge est très souvent atrophiée; elle n'est représentée que par deux petits tubercules ou deux petites saillies représentant les deux corps caverneux, séparés l'un de l'autre; l'épispasias est constant.

On ne trouve pas dans l'étude du développement de la vessie une explication complètement satisfaisante du mécanisme de l'exstrophie, comparable par exemple à la lumière que jette sur la production du bec de lièvre, l'étude du développement de la face.

Cependant, si l'on étudie d'une manière générale les lois du développement de l'organisme, telles que les a données M. Serres, Kolliker, etc., on a une explication de l'exstrophie.

D'après M. Serres, chaque organe impair situé sur la ligne médiane a été primitivement pair, et résulte de l'acollement de deux parties symétriques qui s'avancent l'une vers l'autre et finissent par se souder. Il devrait donc y avoir une division totale de la vessie; mais on peut supposer que les deux vessies se sont soudées en arrière seulement, tandis que la partie antérieure gauche ne s'étant pas réunie à la partie antérieure droite, il y aura eu absence de toute la partie antérieure de la vessie.

Les observations de Sœmmering et de Voisin, qui ont vu la paroi antérieure et la vessie bilobée, semblent justifier cette supposition.

PROCÉDÉ DE M. MAISONNEUVE (INÉDIT).

Observation d'exstrophie de la vessie, recueillie dans le service de M. Maisonneuve, à l'Hôtel-Dieu. — PROCÉDÉ AUTOPLASTIQUE SUIVI DE GUÉRISON COMPLÈTE. — Au mois de février 1869 entrait à l'Hôtel-Dieu, dans le service de M. Maisonneuve, un enfant âgé de quatorze ans. Il avait été envoyé par un médecin de province, qui n'avait voulu tenter aucune opération.

Le petit Bactier est d'une constitution vigoureuse, il n'a jamais été gravement malade; son intelligence est peu développée et il ne paraît pas soucieux de l'affection dont il est atteint depuis sa naissance et qui occasionne les plus vifs chagrins à sa mère.

Voici en quoi consiste cette difformité : au niveau de la région hypogastrique et dans une étendue de 6 centimètres environ dans le sens vertical, sur 4 centimètres de largeur, la paroi abdominale fait défaut.

Elle est remplacée par une membrane d'un rouge violacé, tomenteuse, humide, incrustée sur ses bords de sédiments blanchâtres stratifiés, semblables à ceux qui, chez les gens malpropres, s'accumulent entre le gland et le prépuce.

En explorant attentivement cette tumeur, après l'avoir débarrassée avec soin des produits étrangers qu'un long séjour y avait en partie incrustés, on aperçut deux tubercules légèrement saillants; parfois, à leur centre, ils laissent écouler des gouttelettes d'un liquide qu'il est facile de reconnaître pour de l'urine; le malade exhale d'ailleurs une forte odeur urineuse.

Déprimée, lorsque le malade est calme, couché, cette membrane rougeâtre fait une saillie d'autant plus grande, que le malade pousse des cris ou fait des efforts plus violents.

Les pubis ne sont qu'incomplètement développés, ils ne se réunissent pas sur la ligne médiane; toute la symphyse fait défaut.

A travers la solution de continuité qu'ils présentent, on voit la membrane rougeâtre dont nous venons parler, se continuer sans ligne de démarcation avec la face dorsale de la verge. Cet organe est lui-même bien incomplet. Sa longueur est de 2-3 centimètres; il décrit une courbe à concavité supérieure. Sa face dorsale, d'un rouge brun, creusée d'une gouttière peu profonde, se trouve presque en contact avec la muqueuse vésicale.

Il semblerait que cette muqueuse, trop courte ou rétractée, soulève la verge comme le ferait un tissu cicatriciel.

Il n'y a pas de méat urinaire.

Nous avons cherché avec soin des traces du verumontanum et des conduits éjaculateurs; s'ils existent, il nous a été impossible de les distinguer.

Le doigt introduit dans le rectum soulève la paroi vésicale exsthrophiée, qui ne paraît être séparée de l'intestin que par une couche peu épaisse de parties molles. Même en tenant compte des petites dimensions de la prostate, à cet âge de la vie, celle-ci nous paraît être inférieure à ce qu'elle est normalement.

Après quelques jours, durant lesquels le malade soumis à notre observation s'acclimate à l'hôpital, M. Maisonneuve se décide à tenter une opération qui aura pour but de créer une paroi artificielle à la vessie, et de transformer en canal la gouttière de la face supérieure de l'urèthre.

Cette autoplastie, en admettant ce qui est, en effet, bien probable, qu'un sphincter vésical ne se créera pas de toutes pièces, n'en aura pas moins rendu un bien grand service au malade, en lui permettant l'usage d'un urinoir capable de s'adapter à ses organes imparfaits et de recevoir intégralement l'urine.

Entré à l'hôpital le 2 février, l'opération est pratiquée le 16 du même mois, dans le petit amphithéâtre de l'Hôtel-Dieu.

L'enfant est chloroformisé.

Cette première partie de l'opération n'est pas encourageante ; à deux ou trois reprises, la suffocation devient imminente, et sous l'influence des cris et des efforts de l'enfant, la tumeur forme une saillie plus considérable que jamais.

De plus, au-dessus de la tumeur, le commencement de la ligne blanche était distendu au point de faire craindre une rupture et une véritable éventration, facilitée d'ailleurs par la laxité de la ligne blanche chez ce sujet.

Enfin, le calme étant survenu momentanément, un premier lambeau est taillé sur la paroi abdominale, à droite de l'exstrophie.

Pour le confectionner, le bistouri traverse les téguments à 1 centimètre environ en dehors et au-dessus de l'angle supérieur droit de la vessie ; de là, l'instrument est obliquement dirigé en haut et en dehors, jusqu'à ce qu'il ait parcouru un trajet de 5 à 6 centimètres environ.

Il change alors sa direction et descend verticalement, marche parallèlement au bord droit de l'exstrophie, circonscrivant entre lui et la paroi vésicale un espace de 6 centimètres de peau saine.

L'incision verticale descend ainsi jusqu'à ce qu'elle soit parvenue au niveau du plan de la partie inférieure de l'exstrophie. En ce point, second changement de direction : incision horizontale, parallèle à l'incision supérieure et marchant à la rencontre de la racine de la verge, à 1 centimètre environ de laquelle elle s'arrête.

Grâce à ces trois incisions, on a circonscrit, en dehors, un lambeau de peau d'une étendue verticale et transversale légèrement supérieure à celle de l'exstrophie ; ce lambeau répond, par son bord interne, au bord droit de la paroi vésicale ; c'est autour de ce bord droit qu'il va se mouvoir sur un pédicule qui lui est conservé en manière de charnière. En effet, la dissection sépare le lambeau des parois abdominales, mais s'arrête à 1 centimètre environ du bord de l'exstrophie ; c'est cette languette de peau qui constituera le pédicule du lambeau, c'est sur lui qu'il trouvera comme une charnière, de telle sorte que sa face cutanée vienne se mettre en contact avec la paroi vésicale, tandis que sa surface regarde directement en dehors.

La formation de ce premier lambeau, qui va constituer la paroi antérieure de la vessie, ne représente que le premier temps de l'opération ; le deuxième consiste dans la confection du second lambeau, celui qui doit être taillé sur les téguments de la partie latérale gauche de la paroi abdominale, en même temps que sur la région ombilicale.

La création de ce second lambeau n'a, je crois, été tentée que dans cette circonstance. Au lieu de le rabattre sur un pédicule formant charnière, ce lambeau va, par glissement, descendre sur les points de suture qui fixent le premier lambeau à la partie supérieure et latérale gauche de l'exstrophie; de plus, il ira, en partie, recouvrir la surface externe du premier lambeau.

Voici la façon dont il fut taillé : une première incision commence, non loin de l'incision supérieure du lambeau droit, elle marche transversalement au-dessus du sommet de l'exstrophie, croise perpendiculairement la ligne blanche et vient gagner la partie latérale gauche de la tumeur, dont elle reste toujours éloignée de 1 centimètre environ.

A ce niveau, changement de direction, à la suite duquel elle descend le long du bord gauche de l'exstrophie et atteint sa limite la plus inférieure à peu près au niveau de la racine de la verge et même un peu au-dessous.

Ainsi envisagée dans son ensemble, cette première incision circonscrit la partie supérieure et latérale gauche de l'exstrophie, dont elle se tient toujours éloignée d'un centimètre environ.

Après cette première incision, M. Maisonneuve en pratique une autre plus élevée, qui lui est concentrique et marche à 4 centimètres environ en dehors d'elle, de façon qu'entre elles se trouve circonscrit un espace de peau d'une longueur égale à ces deux incision, et d'une largeur mesurée par la distance qui les sépare.

Cette peau va former le lambeau du côté gauche, qui sera en même temps supérieur ; lambeau qui, par glissement, sera porté, en partie sur la moitié latérale gauche de la surface cruantée du lambeau droit rabattu.

De plus, par sa partie médiane, il recouvrira les quelques sutures qui fixent le lambeau droit et enfin, par le reste de son étendue, sera en rapport avec la paroi abdominale d'où il provient.

Ce lambeau a deux pédicules destinés à assurer sa nutrition : l'un est supérieur, l'autre est inférieur. Il a par glissement été transporté de la partie latérale gauche sur la partie antérieure de l'abdomen. Il est destiné à oblitérer complètement les points de jonction du lambeau droit avec le bord supérieur et la partie latérale gauche de l'exstrophie; en même temps qu'il renforcera le lambeau droit, dont la charnière constituera, en ce qui la regarde, une barrière infranchissable à l'urine.

L'opération suit une marche régulière; elle dure une heure et demie environ, et n'est pas marquée par d'autres incidents que ceux de la distension extrême de la partie supérieure de la ligne blanche et par la production d'une pointe de hernie ombilicale.

Le lendemain, 17 février, fièvre assez intense.

Pouls à 115 ; l'enfant est un peu affaissé, ce que l'on attribue à la fatigue extrême occasionnée par les efforts auxquels il s'est livré pendant le cours de l'opération.

Une sonde a été, immédiatement après la suture des lambeaux, placée dans la vessie artificielle.

Elle est destinée à un double usage : elle doit d'abord prévenir l'infiltration de l'urine entre les lèvres de la plaie, et, de plus, maintenir béante l'ouverture créée de toutes pièces par le chirurgien et sur laquelle doit plus tard s'appliquer un appareil convenable.

Les lambeaux sont légèrement tuméfiés, rouges, chauds, sensibles à la pression.

Il y a quelques vomissements, mais les parois abdominales sont souples, indolentes, et rien ne fait présumer l'invasion d'une péritonite.

Le 18, rien de particulier.

Le 19, l'enfant a été plus agité pendant la nuit ; malgré le soin avec lequel avait été fixée la sonde, elle a été enlevée et un peu d'urine s'est infiltrée à travers l'angle supérieur et externe gauche de la plaie.

On agite un instant la question de savoir s'il conviendrait d'appliquer à ce niveau quelques points de suture, mais la réaction inflammatoire trop forte ne permet pas de réaliser ce pro et.

Le 20. — Dès ce jour, on peut voir que la réunion immédiate s'est effectuée en bien des endroits. Quelques points seulement entrent en suppuration, à part, bien entendu, les surfaces saignantes sur lesquelles ont été empruntés les lambeaux et qui restent exposées au contact de l'air. On voit encore poindre du pus en bas, de chaque côté de la verge ; en haut, au niveau de l'angle supérieur gauche, où s'est déjà établie une fistule urinaire.

Pendant les jours qui suivent, ces phénomènes s'accentuent davantage ; la fistule supérieure livre passage à quelques gouttes d'urine, surtout lorsque l'opéré se livre à des efforts.

Inférieurement, l'urine coule d'une manière incessante.

Au bout d'un mois environ, on applique sur la paroi antérieure nouvelle, bien constituée et presque complétement cicatrisée, un urinal en caoutchouc muni supérieurement d'une plaque qui vient presser sur la fistule, grâce à une légère convexité qu'elle présente en ce point.

Le malade quitte l'Hôtel-Dieu vers la fin d'avril, et il lui est permis de porter les habits de son sexe.

Cette longue relation nous permet d'abréger et de résumer, sous la forme de propositions, nos opinions sur l'exstrophie de la vessie :

1° Faut-il tenter un traitement chirurgical ?

Nous n'hésitons pas à nous prononcer pour l'affirmative. C'est à tort qu'on a voulu présenter cette opération comme étant fort dangereuse ; en réalité elle l'est peu et, grâce au procédé que nous indiquons, on peut obtenir un résultat qui, même s'il n'est pas complet, a le double avantage de diriger l'urine vers un réservoir approprié, et de protéger la muqueuse vésicale contre les excitations de toutes sortes.

Ce premier point résolu, il reste à choisir le procédé auquel il convient de donner la préférence.

Dans les autoplasties, le talent du chirurgien consiste à approprier le procédé au cas actuel.

Ici, l'expérience lui apprend.

1° Qu'il doit présenter à l'urine une surface épidermique, ce qu'il obtiendra par le renversement d'un lambeau taillé suivant la disposition des parties, soit sur les côtés, soit sur la région ombilicale ou sur le scrotum;

2° Qu'il doit renforcer ce lambeau, surtout au niveau de sa jonction artificielle avec les parties voisines, conditions réalisées par le glissement d'un second lambeau;

3° Si tout lui réussit à souhait, il pourra s'occuper de l'épispadias; rien ne s'oppose d'ailleurs à ce que, dans la confection des lambeaux destinés à la vessie, il dispose une languette destinée à l'épispadias;

4° Enfin, lorsque la paroi antérieure sera constituée, on cherchera par un obstacle placé au niveau de l'ouverture artificielle, à forcer le liquide à séjourner un certain temps entre les parois vésicales.

DIVISION DU SUJET ET PLAN

INTRODUCTION

CHAPITRE Ier. — ANATOMIE DE LA VESSIE

CHAPITRE II. — RAPPORTS DE LA VESSIE.

CHAPITRE III. — STRUCTURE DE LA VESSIE

CHAPITRE IV. — PHYSIOLOGIE DE LA VESSIE

CHAPITRE V. — DÉVELOPPEMENT DE LA VESSIE

Paris. — Imprimerie Nouvelle, rue des Jeûneurs, 14. G. Masquin et Cᵉ

www.ingramcontent.com/pod-product-compliance
Ingram Content Group UK Ltd.
Pitfield, Milton Keynes, MK11 3LW, UK
UKHW020202200726
13856UKWH00003B/1142